失眠的年代

即刻救援你的睡眠，不睡這個殺手就在你身邊

承翰　高紅敏　著

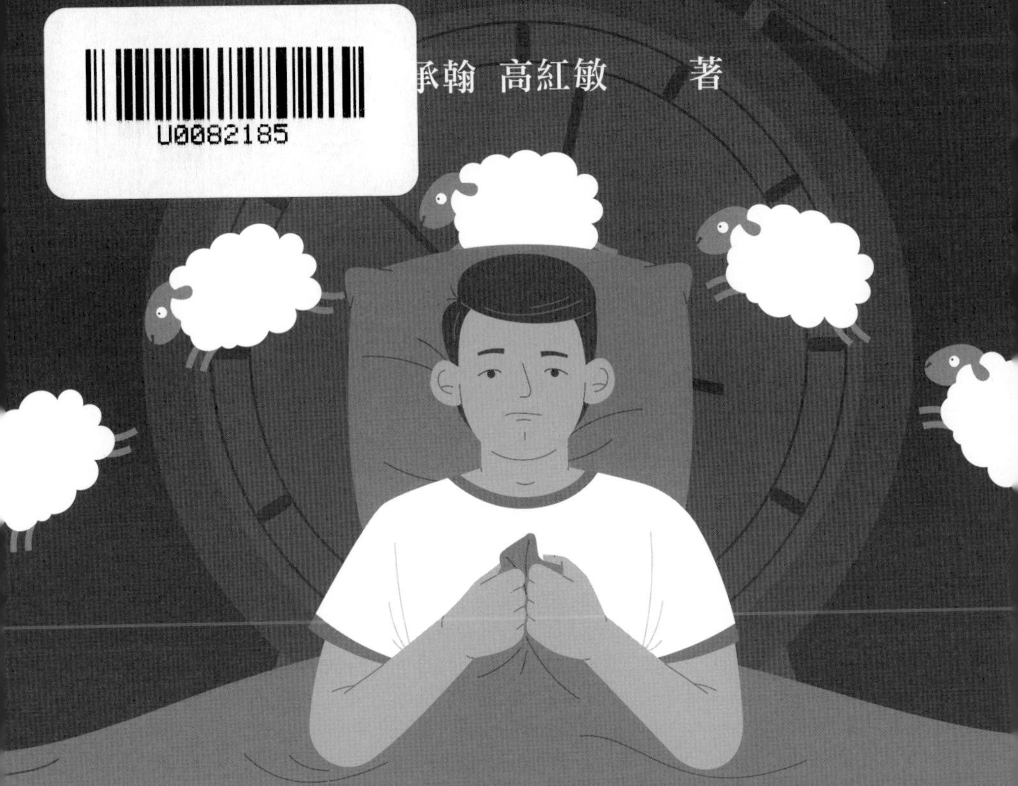

夜貓子與輪班制社畜要「怎麼睡」？

更年期的你，難逃失眠的魔爪？

懷孕時的夜晚怎會那～麼漫長？

老人睡覺時間多長才健康？

浪費了睡眠的你，等於浪費了1/3的人生。

目錄

序　從諸葛亮的睡眠說睡眠養生

大夢誰先覺？
平生我自知。
草堂春睡足？
窗外日遲遲。

這首詩是歷史上著名的政治家、軍事家、智者諸葛亮所作。歷史上，劉備三顧茅廬請諸葛亮出山，第三次到隆中時，諸葛亮正在午睡，醒後，他詩意頓發，便作了一首詩。其中就有「草堂春睡足」之句，可見他原是十分重視睡眠養生，要不然怎麼會一覺睡到太陽快下山了呢！

而我們生活中，很多人別說是睡午覺了，就是晚上睡覺也難得睡眠安穩。這樣的生活方式，對身體帶來的傷害可想而知。

古人云：「眠食二者為養生之要務。」身體出現疲勞時，睡眠最有效。為了恢復體力消耗，增強精神活力，每日保證充足的睡眠，就能消除疲勞，可以恢復和重新調整新陳代謝。因此，保持良好的睡眠，對於養生健身、延年益壽非常重要。

早年的諸葛亮隱居隆中，過著「躬耕隴畝」的田園生活。由於他深諳睡眠養生之道，總是一覺睡去，不管「窗外日遲遲」。《三國演義》裡說：「南陽有隱居，高眠臥不足」，「柴門半掩閉茅廬，中有高人臥不起」。

但後來，由於他出來輔助劉備打江山，尤其劉備死後，為扶助其遺孤（後主劉禪），常「夙興夜寢，事必躬親，而每天食不足升」，長期勞累過度，積勞成疾，終因心肺衰竭而殞落。

已有前車之鑒，但後人卻並沒有以此為戒，可謂後繼有人。在我們生活中，我們幾乎每天都能看見上班族通宵忙碌的身影，霓虹燈下的縱酒狂歌者依稀可見，浮躁的網路上無數「夜貓子」沉溺其中打遊戲、追劇等。他們對自己的健康漠不關心，仍然肆無忌憚的揮霍著自己的睡眠時間。

每每此時，我就恨不得自己有分身術，挨家挨戶的勸說：「去睡覺吧！」不過，即使我有這樣的分身術，對方還不得以為我是哪個「瘋子」？百思之後，我只好將我多年臨床經驗以及所接觸的各類不同症狀的患者，編撰成書，希望以此來喚醒大家，人這一生其實可短暫了，有時候想睡覺眼睛一閉一睜一天過去了；眼睛一閉不睜，這輩子就過去了。

如果說要你金錢和健康之間二選一，相信大多數人都會選擇健康，因為這是一個人安身立命之本。

如果說要保持健康的最基本的要素是什麼，那就是吃和睡。吃，每個人每一天都要吃，而睡很多人卻忽視了。少睡或不睡，不會導致胃痛之類的明顯症狀，頂多是哪天有空一次睡個夠。

然而，俗話說得好「明槍易躲，暗箭難防」，人不吃飯就會肚子餓，人不睡覺帶來的症狀卻不那麼明顯。但是，我要告訴大家的是，如果你睡好了覺，懂得了如何睡好覺，就會消除疲勞，抵禦感冒，增強免疫力；保護大腦清醒，減少心理疾病；減少肝病的發生；利於防止糖尿病、高血壓的產生。

相反，如果少睡或者不睡，甚至是失眠，那麼就會給你帶來頭昏、頭暈、食慾下降、精神不振以及記憶力衰退等症狀，壽命減短。持續性失眠則會引起血壓、血糖、血脂升高，導致心腦血管併發症，造成內分泌失調，已發生內分泌系統障礙和精神障礙。而且，失眠者的衰老速度是正常人的二點五倍到三倍，是愛美女性的一大忌諱。

因此，當你以為睡覺對健康來說，不是什麼大不了的事情時，我勸你還是停下腳步，回到那個你一輩子差不多有三分之一的時間都要在那上面度過的地方——床。否則的話，正如本書中我所說的那樣，「不是不報，時候未到。欠身體的債，遲早都要還的」。如一句話說：「年輕不養生，老了養醫生。」

前　言

從來沒想過自己有一天會和「睡覺」打上交道，而且是一輩子的交道。從來都不知道，睡覺這個平常無比，人人每天都經歷的事，背後竟然還包含著這麼多的奧祕。

入睡困難、睡後易驚醒、太早醒來、徹夜無眠、憂鬱症甚至是自殺，都和睡覺有關。

很多年前，當我還是一個初生牛犢的青年時，由於一邊要考試，一邊還要上班，兼顧照顧家庭，每天要很晚才睡覺，早上要很早起來念書、幫忙做早餐，長期勞累，結果導致自己的睡眠出現了嚴重的問題——晚上入睡特別困難。這種狀況大概持續了兩個多月，我的身體給我發出了嚴重警告：記憶力下降，精力大不如從前，出現了從來未見的頭痛，脾氣還十分暴躁。

一個偶然的機會，我無意中從一本書上看到，發現我竟然得的是失眠。要知道，在那個年代，這種情況是非常少見的，而且都不敢和他人訴說。於是，當我輾轉反側睡不著覺的時候，我便用來翻閱各種醫書，希望從中找到線索。

後來，我從各大醫書中發現了一個祕密，那就是很多書上都介紹了酸棗仁可以治療不寐之症。像《金匱要略》、《太平聖惠方》、《簡要濟眾方》、《普濟方》等醫書上均有記載。於是，我從藥局買來了大量的酸棗仁，泡水喝，或者和小米一起煮粥喝，再調整了自己的作息時間，請來家人幫忙料理家事。兩個月下來，我的睡眠情況竟然大有改善。即使我每天早上四五點起床，但只要我晚上十點半之前睡覺，中午午餐後再小睡一會，我就再也沒有感覺到睏倦了，之前的頭痛也消失了。

這是因為我掌握了深眠的理念。在深眠期，人的大腦皮質細胞處於充分休息狀態，對穩定情緒、平衡心態、恢復精力極為重要。同時，人體內可以產生許多抗體，增強抗病能力。研究表明，剛開始入睡的三個小時十分重要，因為在這段時間內，深眠占了差不多百分之九十。一般來說，深眠以九十分鐘為週期，交替出現深淺眠現象，一個晚上大約要出現四~五次週期。因此，快到淩晨時很多人都是似睡非睡的睡夢狀態，只是你賴床的表現而已，對增加你的睡眠品質並沒有多大的用處。

得此益處之後，我便和「睡覺」結上了不解之緣。

我十分留心身邊每一個人的睡眠情況，像和我朝夕相處的奶奶，每天睡覺很有規律，所以到老也沒有什麼病痛，而且靠著粗茶淡飯活到了八十多歲；疼愛我的姑婆因為糖尿病導致了失眠，瘦弱無比；還有我那個性十足的小侄子，每天半夜才回家睡覺，總是睡到晌午才起床；以及諸多上班族通宵忙碌的身影，霓虹燈下的縱酒狂歌者和浮躁的網路上無數「夜貓子」，每每此時，我都感歎無比。若有緣結識了，我必將竭盡所能，為其治療。

沉澱多年後，我將我多年臨床經驗以及所接觸的各類不同症狀的患者，編撰成書，希望以此來喚醒大家，人這一生其實可短暫了，有時候睡覺眼睛一閉一睜一天過去了。眼睛一閉不睜，這輩子就過去了。

如果說要你金錢和健康之間二選一，相信大多數人都會選擇健康，因為這是一個人安身立命之本。

如果說要保持健康的最基本的要素是什麼，那就是吃和睡。吃，每個人每一天都要吃，而睡很多人卻忽視了。少睡或不睡，不會導致胃痛之類的明顯症狀，頂多是哪天有空卯起來睡個夠。

然而，俗話說的好「明槍易躲，暗箭難防」，人不吃飯就會肚子餓，人不睡覺帶來的症狀卻不那麼明顯。但是，我要告訴大家的是，如果你睡好了覺，懂得了如何睡好覺，就會消除疲勞，抵禦感冒，增強免疫力；保護大腦清醒，減少心理疾病；減少肝病的發生；利於防止糖尿病、高血壓的產生。

相反，如果少睡或者不睡，甚至是失眠，那麼就會給你帶來頭昏、頭暈、食慾下降、精神不振以及記憶力衰退等症狀，壽命減短。持續性失眠則會引起血壓、血糖、血脂升高，導致心腦血管併發症，造成內分泌失調，易發生內分泌系統障礙和精神障礙。而且，失眠者的衰老速度是正常人的二點五倍到三倍，是愛美女性的一大忌諱。

而掌握了睡眠的祕密，懂得如何睡覺，則會保證你精力充沛、活力四射，身體健康，家庭幸福，工作順利。

現在，人人都在拼命賺錢，希望追求高品質的生活，而我想說的是，高品質生活的重要內容就是高品質睡眠。

那麼，如果獲得高品質睡眠呢？這就是本書要給你的答案。

第1章

睡出精氣神：全面睡眠不足的時代，你睡得好嗎

清代醫家李漁曾指出：「養生之訣，當以睡眠居先。睡能還精，睡能養氣，睡能健脾益胃，睡能堅骨強筋。」睡一個好覺，勝似吃補藥。睡眠與健康是「終生伴侶」。中醫界歷來重視睡眠科學，認為「能眠者，能食，能長生。」

在這個全面睡眠不足的時代，檢查一下你自己，睡得好嗎？

睡眠是「受傷心靈的藥膏，大自然最豐盛的菜餚」

現如今的社會是一個全民養生的社會，各種各樣的資訊都向人們傳遞這一個觀點：不要在拼命工作的同時忽視了自己的身體，否則後悔就完了。

近兩年，我常常會接待一些拿著別處養生專家、保健專家給開的藥方，卻到我這裡來求助的患者，說是明明按照專家的藥方吃下去，效果卻不佳。每每至此，我都會微微一笑。仔細觀察坐在我面前的人，兩眼無神，眼中充滿血絲，或眼袋很深，或精神恍惚，一個明顯的訊號就是睡眠不足。因此，我想說的是：當你全盤接受專家給你的養生建議時，卻忘記了一個最根本的事情——睡覺。

古人云：「三分調、七分養。」人體臟腑失衡的情況下，使用藥物固然很重要，但歸根結柢是對身體進行調養。「養」就是在日常睡眠、飲食、運動等方面養成良好的習慣，使身體盡快地恢復原氣。正所謂「安寢乃人生最樂，古人有言：不覓仙方覓睡方。睡足而起，神清氣爽，真不啻無際真人。」睡眠，作為一種重要的醫療輔助方式早就進入了普羅大眾。以精通三教九流著稱的清代文人李漁在《閑情偶寄》中寫道：「養成之訣，當以睡眠居先。睡能還精，睡能健脾益胃，睡能堅骨強筋。」老百姓也常說：「藥補不如食補，食補不如睡補。」其實都是一個道理。

睡眠是「受傷心靈的藥膏，大自然最豐盛的菜餚」

睡覺為什麼對人的身心健康如此重要？中醫認為，人的體表有氣運行，像人體周邊的衛士，名衛氣。衛氣是固攝陽氣的，它在人體體表不斷運化行走。白天衛氣行在人體的陽分裡，晚上則行到陰分裡，就是行於陰經。陽氣只要一入陰經，人就想睡覺。衛氣在陰經中行走完，出離陰經的一瞬間，人就會醒來。因此，正常人應該是白天特別有精神，晚上睏倦，這叫「營衛之行不失其常」。等到人老了，氣血衰弱，肌肉枯槁，氣道乾澀，元氣不足，白天就精神不足，昏昏欲睡，到了晚上精氣也不足，又睡不著。人睡眠的好壞直接關係到壽命的長短，睡眠是陰，我們要用夜晚的陰來養白天的陽，養白天的精、氣、神。

睡覺的過程就好像是手機的充電過程，是人體恢復精力所必須的過程，由於有專門的神經中樞管理睡眠，所以在睡覺時，人腦只是換了工作方式，使能量得到儲存。大量的臨床實驗證明，處在睡眠狀態下的人，肌肉會放鬆，神經反射減弱，體溫下降，心跳減慢，血壓下降，新陳代謝減慢，胃腸道的蠕動明顯減慢，意識消失，此時正是給身體充電的最佳時刻。

相反，當一個人睡眠不足的時候則會對人體產生巨大的危害。醫學界認為，每天睡眠時間減少一到兩個小時屬於輕度睡眠剝奪，減少三到四個小時屬於重度睡眠剝奪。如果一個人十八個小時沒有入睡，反應時間將從零點二五秒變為零點五秒並繼續變長。而普通人將開始體驗陣發性昏睡，不管在任何地方，大約持續二到三十秒，之後你會發現需要重新讀一遍剛才讀過的東西。你的眼皮變得越來越重，到了二十個小時時，你將開始打盹。而根據研究表明，這時正常人的反應速度基本等同於血液中酒精含量為零點零八的人——若保持這個數值開車，你將在很多國家遭到拘留。你還會忘記很多事情，例如檢查姓名的拼寫或在山坡上停車時設置手剎車。

因此，如果長期缺乏睡眠，必然導致體力透支、身體疲勞，進而誘發各種疾病。想像一下你反覆刷一張信用卡卻不按時向銀行還錢時的情景吧！最終會發生什麼——信用卡將增加循環利息及滯納金或被銀行催繳甚至信用卡被銀行註銷。如果你長期缺乏睡眠，結果正是如此。

人一生中有三分之一的時間是在睡眠中度過，睡眠作為生命所必需的過程，是身體復原、整合和鞏固記憶的重要環節，是健康不可缺少的組成部分。幾乎每個人在忙碌了一天之後，都要美美的睡上一覺。難怪著名戲劇家莎士比亞曾用詩一般的語言，稱頌睡眠是「受傷心靈的藥膏，大自然最豐盛的菜餚。」

今夜睡眠好，明天精神更好。但願每個人都能「夢」想成真——睡覺睡到自然醒！

夜深了，忙碌的人們，請停下你的腳步，卸下你的裝備，睡吧！晚安……

睡眠不足是現代都市人的通病

應該說在四年前，當我在一本健康雜誌中看到「二十四小時社會（24-hour society）」一詞時，我的「小宇宙」便不安分起來了。「二十四小時社會（24-hour society）」一詞最早出現在西方已開發國家，說的是現在的都市好像一台二十四小時不停運轉的大機器，人們夜以繼日的在這個「大機器」中奔波著。尤其是夜間工作、玩樂……白天睏倦、睡覺……這種長時間的日夜顛倒導致睡眠不足，是現代人的通病。

睡眠是人自我保護的一種自主行為，對人體健康有著重要作用。睡眠時全身各種功能降低，骨骼舒張，肌肉放鬆，心率減慢，血壓降低，呼吸減慢，吸氣延長，代謝減低，即可穩定神經系統的平衡，可以調節人體各種生理機能，可以消除疲勞，彌補損耗，有自然的滋補作用，是生命中重要的一環。

在《素問．生氣通天論》中也有同樣的說法：「陽氣者，一日而主外，平旦人氣生，日中而陽氣隆，日西而陽氣已虛，氣門乃閉。是故暮而收拒，無憂筋骨，不見霧露。反此之時，形乃因薄。」這句話的意思是說陽氣是人的正常活動現象，但人體陽氣在薄暮時間已趨向內移，體表陽氣已呈收斂、閉拒狀態，此時應當無擾筋骨，無見霧露。也就是說，白晝宜進行一切活動，到夜晚就應該休息，否則長期睡眠不足，則耗傷氣血，導致人的身體健康受損，心神不寧，特別是心腦得不到休息，易給人的身體，精氣神帶來很大的危害。

「睡債」越積越多，疲勞得不到解除，人就會有諸多不適的症狀，比如頭腦長期昏沉，全身疲乏，精神不爽，易於導致衰老和疾病等。

我有一個朋友，是做圖書編輯的，工作十分努力，經常在深夜一兩點還在埋頭工作，家人勸她休息，可是她還是不肯放下工作。但奇怪的是，她的工作效率並不高，她的薪資是按字數領稿費的，每個月的薪資都處在編輯部成員薪資中的中等水準。而其他幾位拿得多且跟她一樣計費標準的編輯，也沒有像她一樣天天晚上熬到深夜。

她的婆婆對此很不理解，說她天天掛在網路聊天。可是我這朋友卻很委屈，覺得很冤枉，因為她的確是在很努力的工作的，只是腦袋整天昏昏沉沉的，效率不高，加夜班也是為了多賺一點。

她很煩惱，所以來找我。聽她訴說自己晚上加班且工作效率不高的情況，又遭到家人的誤解，我很同情，但必須得和她好好溝通一下。

我跟她說：「我想你可能進入了一個作息的盲點。要知道腦力工作者，是要學會科學用腦的，只有睡好，才能提高大腦的工作能力，進行創造性的活動。長時間的「開夜車」，會影響大腦的作息機制，並且對身體健康也不好，工作效率也不高。因為人有『早

睡眠不足是現代都市人的通病

起晚睡』的作息規律，同樣，依據此作息規律，人的大腦也在遵循這一規律而白天精醒，晚上需要休息，也只有這樣，才能使大腦處於一種平衡的興奮狀態，有益於大腦的休息和功能發揮，有益於腦力工作和身心健康。可是如果你總是在晚上熬夜用腦時間過長、就會使腦細胞由興奮狀態轉入抑制狀態，使自己變得頭昏腦脹，思維遲鈍，甚至還會嚴重的損傷腦細胞，當然想提高工作、學習效率也是不可能的，實在是一件得不償失的事情。所以在學習一段時間之後，一定要休息片刻，才能恢復腦力，使學習、工作效率得到提高。尤其是在晚上，一定要保證充足的睡眠，這樣才能保證大腦的休息。俗話說『磨刀不誤砍柴功』，所以該睡覺時，一定要睡覺，不能用熬夜的方式來『磨』自己的工作任務，要知道熬夜獲取的那一點點工作量，則可以影響第二天一天的工作效率。所以有夜晚熬夜工作、學習的人一定要改！好好睡覺，才能獲得更好的工作和學習！」

聽我這麼說，我這位朋友表現得有些不屑，她說：「是的，你說的我都懂，可是我每當事到臨頭時，就不行了，習慣性的熬夜工作！很難改變！」

我耐心的給她講道理：「這個道理很淺顯，很多人應該明白，但是我的意思是我得把這個道理重點提出，讓你更明白，就是希望你能引起重視，能改改作息時間啊！」

「可是我怎麼改呢？」朋友無奈說。

「其實，很簡單，我告訴你！」

其實，我想有我這位朋友的想法的人不再少數，針對避免熬夜，保證睡眠充足，在此我提出以下建議，請大家學習參考：

首先，要認知到熬夜的危害性，自律不熬夜。

我想熬夜的危害性，應該人人都知道，只是知道的不那麼科學而已。不管你知道熬夜有多不好，既然知道熬夜不好，那麼就把這個思想強化，避免熬夜。如果再熬夜（夜間工作，學習，玩樂……）時，跟自己講：「熬夜會讓我變得不健康，變得工作效率不高，變得不漂亮，變得更易衰老等等。用心裡自我暗示，來強迫自己不熬夜。

其次，保持規律性作息，工作、學習時要避免干擾，別把熬夜完工當習慣。

很多人白天工作時不努力，總覺得晚上加班就趕出來了，長期這樣下去，什麼事都熬夜來做，養成心裡依賴當然不好。所以要改變，從白天工作、學習時就開始改變態度，白天事白天畢，不要用熬夜來完工。堅持這麼做，你才會獲得充足的睡眠的同時，享受規律的健康生活。

再次，如果你必須是夜間工作者，那麼我建議你盡量補足睡眠。

很多人是輪班工作者和必須夜間工作者，這種情況，就要建議你如果有條件，盡量換工作。如果不能換，也最好要求一段時間進行工作時間的調換，並且白天盡量保證八小時睡眠，要保持睡眠環境的安靜和黑暗。

如果你是失眠導致睡眠不足，那麼建議你早些看醫生，早作各方面的調整，必要時可以結合營養藥物、安慰劑，配合暗示性語言、行為等，來糾正睡眠問題。當然也可以參考本書的相關自我安眠保健內容，防治失眠，保證好睡眠，養護好身體，達到幸福、健康、長壽的目的。

五臟功能是睡眠活動的基礎

晚上睡不著覺，輾轉反側，連續起身，聽著外面時不時穿嘯而過的汽車聲，說有多難受就有多難受。

有一天我就接待過這樣一位患者，是一個三十來歲的男性朋友，一進門，就說：「醫生，最近我的睡眠特別不好，老是醒來，睡不著，在床上翻來覆去，有時候到凌晨一兩點才睡著，但不一會就醒了，睡眠很淺。」

於是，我便問：「你是不是最近碰到什麼心煩的事情？」

這位患者大吃一驚，說：「你怎麼知道？唉！我最近運氣很差，生意上資金周轉不靈，本來想用房子抵押，結果申請不下來。找朋友借吧，一下湊不上那麼多，總之很棘手。腦子裡每天就這件事，越想越亂，越想越睡不著。」

聽完他這段敘述，我大致知道了他的情況，為了進一步確認，我又問道：「有沒有消化不良，比如拉肚子的情況？」

患者立馬又作出吃驚的表情，連忙說「有」。

對此，我心裡就有底了。這位患者屬於心脾兩虛。這一類的人除了心神慌亂、健忘、精神疲憊、淺眠而容易醒來之外，還伴隨有脾胃（消化系統）不適的問題。因此，我給他開的藥方是健脾食方，即「四神湯（蓮子、淮山、芡實、茯苓）」，另外像紅棗及薏仁也都有補益脾胃的效果。

也許，有人會問，睡眠不好為什麼會牽連到心脾之類的五臟上來呢？其實，失眠和人體的「五臟」——心、肝、脾、肺、腎都有關係。關係最直接的是「心」。中醫所謂的「心」不單指「心臟」這個器官，還包括主管分析、思考、記憶、睡眠等腦部及自律神經的功能。五臟是一切生理活動，也是睡眠活動的基礎根底。先天之精化為五臟軀體，五臟主軀體又生化後天之精，以為氣化活動基礎。五臟藏精，雖有《本神》血脈營氣精之論，此言其大體也，實則五臟之形質、皮肉筋脈骨軀體以及精血津液，無不是精之存在與盛衰的體現。因此，五臟之精充盛，其氣化活動才有充足化源，睡眠以精為根基，精盛體壯才能寤起，神情充沛、寐息深沉酣暢。

現如今，人們的生活緊張，每天操心煩惱的事情多，而過度「用心」的結果，就是

五臟功能是睡眠活動的基礎

讓「心」疲累不安、思緒不清，導致睡眠品質遭到破壞。從中醫角度看，壓力及鬱悶之氣會影響肝的健康。人們承受壓力時，肝是第一線作戰的大將軍，所以經常被壓力壓得喘不過氣。而「氣」多便成「火」，使身體一直處於亢進的狀態，很難入眠。碰上壓力大時，補充能舒肝減壓的食物，比如綠色及口感帶酸的水果，如檸檬、奇異果、梅子及綠色蔬菜。此外，肝火旺時容易口渴，需要喝充足的水。中醫推薦可以鎮靜情緒的玫瑰花茶、薰衣草茶，若要加強促眠效果，可以加入少量具安神作用的酸棗仁一起喝。

如果是年老體弱者，或者是久病不癒、勞累過度者出現睡不安、時睡時醒、腰痠腿軟、潮熱盜汗等表現，這多是腎陰虛、心火旺所致，應滋陰補腎。我建議多用山藥、枸杞、粳米一同煮粥，安神助眠。這也是我們自己家桌上常見的菜。

另外，還有一種是正處在病中或病剛好的人不能安睡，同時還伴有口乾身熱、小便短赤等表現。這就則需清肺火。在中醫來講，外邪入侵後，人體正氣虛弱，易心煩，所以會輾轉反側不能安睡。因此，我建議可多吃胡蘿蔔、木耳、蜂蜜、梨、枇杷等，尤其是枇杷效果較好。

如果是由於胃氣失和、消化不良、腹脹不適而導致一夜難眠，則需要在飲食做合理的調整。三餐的分配要像倒金字塔，早餐吃得豐盛充足，午餐適中，晚餐則清淡少量。

由此可見，睡覺，看起來簡單而有平常的事情，牽動著我們的五臟六腑，可謂是牽一髮而動全身。

因此，要想擁有的好的睡眠，需要各方面調整，才能真正睡得香，睡得甜。

充足的睡眠是精氣神的關鍵

生活中總會在一些場合聽到這樣的話：「明天要考試了，早點睡，養好精神，以備應戰。」或者：「早點睡吧，明天當新娘子才更有精神，更漂亮！」還有的人會說：「明天的會議，你是重要角色，好好睡，展現你最完美的風采！」等等。看看，人人都知道充足的睡眠是養好精氣神，使表現俱佳的重要基礎和「幕後操縱者」。所以，充足的睡眠一定要努力創造，以保證人的精氣神。

小李是一個很瘦弱的男孩，從二〇一〇年春節假期結束後，就被調到城市上班，可是他在城市郊區居住，路途遙遠，連續多天睡眠不足，導致他精神萎靡不振。每天早上五點多起床，眼淚汪汪的，坐公車經常打瞌睡。走路時，腿都走不動，而且隨時都有睡著的可能。好幾天下午他要給客戶做產品展示的時候，他都想臨陣脫逃，最後還是得強打起精神上戰場。怎是一個慘字可以明白的！

本來應該把時間利用在工作任務上，結果全都被他渾渾噩噩地給揮霍掉了。而他自己也覺得自己近來的狀況糟糕透了。每天做過的事情，總是忘記，總覺得自己像一個停止不息的向前奔的機器，每天的工作都排得滿滿的。不光白天上班，晚上他還要在家寫報告，寫展示文案等等。不到午夜他是不會上床的。算算每天連五個小時的都睡不到。尤其令人不可思議的是他越來越感到力不從心。每天所有的事情就像一塊塊大石頭，壓得他直不起腰，喘不過氣來，最近工作頻頻出錯誤，這讓老闆很不滿意。昔日的好友，老同學見了他都說他很憔悴，一點精氣神都沒有，像個小老頭……小李心裡很不舒服，都有想辭職的想法了。

前兩天，小李的一個朋友小余跟小李說了一件很不幸的事：小余的公司有一個名校高材生，只不過二十五歲的黃金年齡，過勞死了。同事死前每天加班到早上六點才回家，睡到中午又回公司繼續上班，連續五天最後一天一睡就沒醒過來了，死前都很健康，無任何心臟方面的疾病。所以，小余想告訴自己周圍的朋友，珍視自己的生命，隨時注意自己的身體狀況，好好睡覺，保證生命健康！

聽到這個消息後，小李覺得自己的生活狀態也是「睡不飽」，現在不至於「犧牲生命」，但是睡不足已經嚴重影響了他的精神狀態，再這樣下去，自己一定會垮掉的，所以他決定——辭職！

從小李的故事中，我們深入的認識到了睡眠不足對人體精氣神乃至身體的傷害。而睡眠充足，當然是保證良好精氣神的最關鍵因素。所以明白了這個道理，我們就要好好的保證自己的充足睡眠。

如何保證充足的睡眠，又能更好的安養我們的精氣神呢？我提出以下建議。

不過在建議之前，我得解釋一下，在這一篇中我的「精氣神」的本義。首先精氣神，是指良好的精神狀態。這是我上面的案例中所展現出來的。另外一個「精氣神」是從中醫的角度來講的，這就要涉及到臟腑的藏精、生氣、保神等功能了，並且中醫所講的「精氣神」，也包括我上面所說的好精神好狀態的「精氣神」，所以下面我在介紹保證好睡眠保證好「精氣神」時，對兩種「精氣神」均有益。

下面我們一起來看，如何透過充足的睡眠保證良好的精氣神：

一、**晚上十一點之前一定要睡覺，有助陽氣生發，提升精氣神**。

睡覺就是在養陽氣。夜裡十一點是子時，膽經當令。這個時候恰恰是陽氣開始生發了，所以一個很重要的原則就是最好在十一點前睡覺，這樣才能慢慢把這點生機給養起來，並且在《黃帝內經》裡有一句話叫做「凡十一藏皆取於膽」。取決於膽的生發，膽氣生發來，全身氣血才能隨之而起。子時把睡眠養住了，對一天乃至一輩子都很重要。

膽又是決斷之官，為了生存，我們每天都會有很多的「謀慮」，為工作而謀，為前途而謀，為人際關係而謀等等。如果子時不睡覺，必定會使我們的「決斷之官」受到傷害，

充足的睡眠是精氣神的關鍵

影響人的好精神，好判斷，對身心健康都不利。

二、**保證十一點到凌晨五點為深眠狀態，更有益於養護精氣神**。

丑時是凌晨一點到三點，這個時候是肝經當令。這個時候一定要有好的睡眠，否則你的肝就養不起來。因為在這個時候，陽氣雖然生發起來，但你一定要有所收斂，有所控制，就是說升中要有降。所以要想養好肝血，一點到三點要睡好。否則在此時段睡不好，第二天情緒會有很大的變化，容易發火，與人發生衝突，因為肝與怒氣相關，養不好肝，易發怒，生氣，憂鬱。

寅時是指凌晨三點到五點，肺經當令。這個時候恰恰是人體氣血由靜轉動的過程，它是透過深度睡眠來完成的。如果睡不好，氣血不能很好的養護，就會影響人體的精氣神的收藏、生長等等。當然肺與憂思相關，所以此時睡不好，白天易憂慮，愛瞎猜想，引起判斷錯誤，對好情緒、好精神等都不利。

三、**保證中午十一點到十三點來個小憩，以養心養神，安養心神**。

午時是指中午十一點到十三點，這個時候是心經當令，此時也是天地氣機的轉換點。這個時候一定要睡一會，對身體有好處，可以養心，養神，以保證下午有充足的精氣神來工作。並且要知道心為五臟六腑之大主，心好，人體所有的功能運轉才好，包括五臟六腑所藏的精氣神才得以收藏、生發，充盈，通暢等等。所以對於普通人來說，睡子午覺最為重要。

所以，在生活中，我們只要保證了上述時段的良好睡眠，就可以幫我們的身體補充能量、恢復精力，有「養陰培元」之效，進而掌握睡眠養生要領，踏上簡單易行的養生之道。

睡眠養生，防止「雙殺」

一天晚上，我照例打開我的電子信箱，一封四十多歲媽媽寫來的求助信引起了我的注意。信的內容如下：

老師：

我是一位四十歲歲的單親媽媽，有一個十六歲的兒子，但就是因為這個兒子弄得我整天神經緊張，睡不著覺。

可能是正處在叛逆階段，兒子整天和我作對，不好好上課，喜歡蹺課，經常出入網咖，還有幾次夜不歸宿。為了找他，我只好一家家網咖找，一找就是大半夜，回來還要給他開導一下，躺下沒多久，天又亮了，我又得上班去。兒子則在床上呼呼大睡，曠課無數，經常接到老師的電話說兒子今天又沒去上學。等我下班回家一看，他才剛起來。

睡眠養生，防止「雙殺」

更加要命的是，我還是一名外科醫生，經常要上手術台，可連續的睡眠不足和身心疲憊，讓我的精力大不如前。我特別害怕在做手術的時候會出什麼差錯。有時，還有晚班手術，真是讓我膽戰心驚。

但是，作為一名外科醫生，我又不敢公開地去找本院的醫生看病。後來透過別的途徑打聽到了你的聯繫方式。經過深思熟慮，我寫了這封信。請你一定要幫幫我！幫幫我！！！

看完這封信，我的心許久都沒有平靜下來。

這真是一位內外憂患、身心俱疲的媽媽啊！一方面，她要照顧家庭，照顧兒子，另一方面還要堅持工作，可連續的壓力和缺乏睡眠導致她左右難以顧及，由此看來，她要解決的問題還真不少啊！

從養生角度來講，睡覺是第一大養補，老子曾說：「一陰一陽謂之道。」晚上睡覺是休養生息，養精蓄銳，白天工作學習是釋放能量，正所謂陰陽各半，科學睡眠講究順四時有規律。

晚上九點後，天地睡了，人不睡的話，等於人與天地拔河，人力肯定不及天力。只有人的身體變化規律與天地運行規律相吻合，才可以借天力還以人力。下午三點到晚上九點人要逐漸進入收的狀態，傍晚仍做些興奮的事情，陽氣難以收回來，陰氣占不了主導地位就難以入睡，晚上睡不著是陽氣該收的時候未收。二十三點至三點，肝膽最旺，人在睡眠中養蓄了膽氣，如果不睡覺消耗了膽氣，也就是說睡的過晚會傷膽氣，嚴重者就會罹患各種疾病。凌晨三～五點，肺開始進行排毒。咳嗽的人在這段時間咳得最劇烈，因為排毒動作已走到肺，因此不要用止咳藥，以免抑制廢積物的排除；凌晨五～七點，大腸也開始工作了，這時起床後就去廁所排便；到了早上七～九點，是小腸大量吸收營養的時段，所有人應該吃早餐，體弱者或者療病者最好早吃，在六點半前，養生者在七點半前，不吃早餐者應改變習慣，即使拖到九點吃都比不吃好；另外在半夜至凌晨四點為脊椎造血時段，必須熟睡，不宜熬夜。

像這位媽媽，白天要精力集中工作，下班還要照顧家庭，外出尋找兒子，結果導致晚上睡得過晚，則會耗損陽氣。而這位兒子則晚睡晚起，就會封殺陽氣。從養生學來講，晚睡晚起，這是一大忌，這叫雙殺，對人體健康很不利。

我們都聽說過「睡個美容覺」這個說法。如果你有不規律的睡眠，就會影響內分泌代謝不完全，造成皮膚水分流失，容易導致皺紋出現、皮膚暗淡、長痤瘡、黑眼圈加重等，尤其是上完妝後情況會更糟，妝很難化均勻。在一連串的熬夜之後，如果覺得臉緊緊的、癢癢的，有脫屑現象，還可能會患脂漏性皮膚炎。這一點對愛美的女性朋友來說，尤其注意。

睡眠養生，防止「雙殺」

如果這位媽媽長期這樣下去，會慢慢出現失眠、健忘、易怒、焦慮不安等神經、精神症狀。過度勞累使身體的神經系統功能紊亂，引起體內主要的器官和系統失衡，比如發生心律不整、內分泌失調等等，嚴重的就會導致全身的緊迫狀態、感染疾病的機率相應提高。另外，年紀輕的兒子正處於長身體的時候，長期熬夜缺乏睡眠，導致身體品質下降不說，還會抑制生長激素的分泌，影響身高。因為生長激素都是在晚上睡眠狀態中分泌的。

因此，我建議這位媽媽，多和孩子溝通，以心換心，別動不動就上教育課，別把孩子逼太緊，站在孩子的角度思考問題。或者請家人給自己看護孩子，讓自己好好休息，把精力跟上來。如果因工作需要而需要熬夜的話，我建議她多做一些準備工作：晚睡但按時進餐，而且要保證晚餐的營養豐富。多補充一些含維生素C或含有膠原蛋白的食物，利於皮膚恢復彈性和光澤。魚類豆類產品有補腦健腦功能，也應納入晚餐食譜。熬夜過程中要多喝水，我比較推薦喝枸杞紅棗茶或菊花茶，既補又有去火功效。

還需要注意的是，睡得再晚，也不要工作一結束倒頭就睡，最好在二十二～二十三點這段時間裡進行一次皮膚清潔和保養。用溫和的洗面乳等用品清潔之後，塗抹一些保濕營養乳液，這樣，皮膚在下一個階段雖然不能正常進入睡眠，卻也能正常得到養分與水分的補充。因為這一時段皮膚進入晚間保養狀態。

更為重要的是，即使你晚上睡得再晚，早晨也要早起，中午補眠。此外，還可以和兒子多去戶外走動，打打羽毛球，有助於身體健康和精神愉快，也是擺脫熬夜後萎靡狀態的好辦法，說不定還有可能增進和兒子的感情呢！

真希望這位媽媽能盡快走出困境，夜夜好夢。

為什麼長壽的老人是會睡覺的人？

有句話說，「每天睡得好，八十不見老」，這句話是很有道理的。足夠的睡眠是健康的保證，人在睡眠狀態時，人體的神經系統、消化系統、內分泌系統都能得到很好的休息，從而使白天工作中消耗的體力恢復。

看看我們身邊那些長壽的人都是會睡覺的人。我爺爺早年參過軍，一直到老都保持著艱苦樸素的作風，吃簡單的粗茶淡飯，喝的是自己家摘的、自己製作的農家茶，一年四季早起早睡，晌午打個盹就結束，從來沒有出現所謂老年人一停下來就會睡覺的現象，八十歲還可以上山砍柴，下田種菜，就是這樣的生活習慣讓他一直無病無憂活到九十二歲。

再看看我們現代人的生活方式，每天加班、上網，參加各種豐富的夜生活，一直到凌晨一兩點甚至更晚才睡覺，第二天又起不來。長此以往，這樣的惡性循環必將嚴重影響身體健康，再加上各種環境汙染，別說活到九十二歲，我擔心連活到四十、五十歲都成問題。

所謂睡眠養生，是天天養才能生。在中醫來講，養生更加要注重順應天時的變化，正所謂「日出而作，日落而歸」。如果反其道而行之，最終吃虧的還是你自己。

前不久，我看過一個醫學報導，研究發現許多健康長壽的老人都有一個共同的特點，就是享有健康的睡眠。壽命超過百歲的張學良先生被問到養生之道時回答：「我並沒有特殊的養生之道，只是我能睡、會睡罷了。」雖然張學良先生沒有一語驚人，但卻道出了養生的真諦，即要有充足而高品質的睡眠。

清代學者李漁曾和一位到處遊說養生訣竅的術士過招，起因是這位術士讓李漁拜他為師。於是，李漁就先向他請教長壽的方法，並講明倘若二人觀點不謀而合便拜他為師，否則就做個朋友。術士說：「延年益壽之方，任憑導引；安一生之計，唯賴坐功。」李漁答：「要是這樣，你的修行方法最苦，能修苦行的人才能做得到。我這個人又懶又好動，喜歡事事求樂，你的方法我做不到。」李漁認為：「睡眠能養精養氣，能健脾益胃，亦能健骨強筋。人要是幾個晚上不睡，就容易疲勞、生病；病人如果睡好覺，病就會減輕。故養生之訣，當以睡眠為先。」我十分贊同李漁的觀點，正所謂「睡眠者，能食，能長生。」睡眠既是補充、儲備能量、消除疲勞、恢復體力的重要途徑，又是調節各種生理機能，穩定神經系統平衡的重要環節，睡眠充足，可得到新的精神和體力。在極度疲勞時，哪怕只是二十分鐘的小睡，也能讓你像加滿油的汽車一樣動力十足。

也許，有些老年人認為睡覺不像年輕時那麼重要了。其實不然，充足的睡眠對老年人的健康是十分重要的。據有關資料表明，老年人每天至少需要六個小時的睡眠時間。

良好的、健康的睡眠有助於延緩衰老。看看我們身邊那些銀髮鶴立、容光煥發、精神抖擻的老人就是最好的證明。這是因為睡眠時，體內生長激素的分泌會隨之增多，在深眠時尤其如此。生長激素的主要功能是調節和控制人體的生長發育，又因為它是可刺激阻止再生，所以也被稱為「衰老激素」。在睡眠狀態下，生長激素的分泌於凌晨時分達到了日最大值，對延緩衰老的發生和發展有一定作用。讓大腦休息八～十二個小時是抗衰老的不二祕訣。

充足的睡眠有助於控制糖尿病、高血壓之類的老年病，而長期的睡眠不足或睡眠不佳則比較容易患糖尿病等病症，減少心臟及腦血管病變的機會。再加上老年人的細胞免疫力衰退、抗體製造能力減弱，容易患肺結核、肝炎等傳染性疾病。比起鍛鍊、食療、服用抗生素等辦法來，保證睡眠更加簡單且行之有效。

在此，我特別要呼籲大家：多和你的床親密接觸吧，帶給你不僅僅是健康的身體、旺盛的精力，還有享受美好時光的歲月。

趕緊合上這本書去睡一覺吧，願我的每一位讀者都能睡得安穩、香甜！願你一生無憂、健康長壽！

健康睡眠，援助體內的免疫大軍

免疫力人人都聽說過，人人都能意會，可是真正深挖起來卻讓人覺得晦澀。但是沒關係，只要你能明白，免疫力是人體自身的防禦機制，可以對抗身體的衰老、損傷、死亡的自身細胞，以及識別和處理體內突變細胞、病毒感染細胞的能力就行。總之，要知道免疫力是人保護自己、不生病、健康長壽的一個強大的力量就行。

「免疫」一詞，最早見於明代醫書《免疫類方》中，指的是「免除疫癘」，也就是防治傳染病的意思，與今天臨床上所講的免疫力有異曲同工之妙。可見免疫力在中醫研究史上早已被人所關注，且有自己的一套提升免疫的方法。

睡眠，左右著你的免疫力，「健康的體魄來自睡眠」，這是科學家們新近研究後提出的觀點。

有實驗證明，人在施行催眠，且保證充足的睡眠之後，其血液中的T細胞和B細胞均有明顯上升。T細胞和B細胞正是人體免疫力的主力軍，意味著身體抵抗疾病侵襲的能力加強。而催眠方法可以增強細胞，從而增強人體的免疫功能，並且很多科學家還提出，今後就利用睡眠和催眠來輔助治療喪失免疫缺陷的人。

科學家同時還發現，實行催眠術後的受試人員，在日常生活壓力面前表現出更強的自信、自尊和獨立處事能力。上述實驗結果告訴我們，恢復睡眠即可獲得好心情，獲得健康，獲得超強的免疫力。所以人每天保持七～八小時睡眠是不可缺少的，如有條件，每天輔以半小時至一小時的午睡，將更有益於人體健康。

以上都是我們借助科學家的實驗來說明健康睡眠對增強免疫力的作用。下面就舉個例子來說明睡眠對於免疫力的重要性，並且從中醫的角度來闡述一下充足睡眠對免疫力的重要性。

前段時間，我接診一位感冒患者。他是一位IT界的網路程式設計人員，很優秀，很受老前輩器重。雖然工作很忙碌，但是各種待遇都很不錯，也很受主管和家人的呵護，家庭，工作環境都很好，並且天天服用各種保健品，做著各種保健按摩，還有專人幫他搞定生活中諸多的健康事物，簡直就快要享受「國寶」級的待遇了，可是他就是愛感冒，愛生個小毛病什麼的，並且是經常性的。他很不解，覺得自己為什麼總是感冒生病呢？

大致了解情況後，我就問他：「你睡得好嗎？」他說：「不好，因為太忙，每天基

健康睡眠，援助體內的免疫大軍

本只睡三、五個小時，不過，公司給我配了很多有助放鬆和休息的設備和人員，比如我有兩個二十四小時助理，休閒時，他們會幫我做按摩，安排我的保健工作等等，並且公司的沙發和按摩椅，都可以幫助我按摩放鬆等等。」

我說：「雖然你的休閒配備很好！可是你還是沒有辦法真正的進入睡眠狀態呀，所以這同樣會影響你的免疫力，免疫力不高，你就容易生病。所以，你現在什麼現代化的配備都不需要，你只要保證你每天睡八個小時，並且每晚在十一點之前就入睡。你試三個月後再看。你現在要緊的就是向你的老闆和家人申請，每天讓你睡飽八小時，其他的什麼保健品都別吃！就好好睡覺就行了！」

聽我這麼說，這位IT界的精英準備回家寫申請書，以確保自己的睡眠，提升免疫力。我對他的這種做法很贊同。

我們已經不難理解，睡眠對我們提升免疫力的作用了。前面我也說了免疫力在中醫研究史上早已被人所關注，且有自己的一套提升免疫的方法。那麼從中醫的角度來講，睡眠是如何援助體內的免疫大軍，保證身體健康的呢？我們一起來學習一下：

首先，人由五臟六腑組成，五臟六腑睡好，氣血平衡，免疫力就好。

五臟六腑是人之根本，藏精，生氣，養血，生津……人體的氣血通暢、充盈，就能使人的身體五臟六腑功能強健，相反，人體五臟六腑健康，人體的氣血津精才能更加的充盈，活動力強，作用於人體的作用更有益，使人體各種機能得到保護，營衛之氣有力抵抗外來淫、邪的侵襲，所以這就從根本上援助了體內的免疫力，為健康作保證。而睡眠是五臟六腑「休養生息」的重要方法，所以健康睡眠是援助體內免疫力大軍的重要舉措。

其次，健康睡眠符合陰陽消長規律，人體陰陽平衡身體更健康。

在中醫中講究陰陽平衡，只有陰陽平衡，萬物才能規律的存在於這個世界之中，人只有陰陽平衡，才能健康長壽。

我們先看一下很簡單的例子，植物白天吸取陽光的能量，夜裡生長，所以夜晚在農村的莊稼地裡可聽到拔節的聲音。人類和植物同屬於生物，細胞分裂的時段大致相同，錯過夜裡睡覺的良辰，細胞的新生遠趕不上消亡，免疫細胞也受到破壞，人就會過早地衰老或者生病。所以人要順其自然，就應跟著太陽走，即天醒我醒，天睡我睡。這也符合陰陽消長的規律，白天屬陽，人要多活動，抓緊時間多工作，多工作。夜晚，陰氣重，此時要休眠，可以養護陽氣，使陰陽相互交合，才能更健康。

古人把一天分為十二個時辰，每個時辰和我們的五臟六腑以及經絡密切相關，在這十二時辰當中，每一個時辰都有一個經、一個臟腑值班，所以，我們要針對每一個不同的時辰來保養其相對的臟腑。依照次序鍛鍊經絡才能符合氣血盛衰和經絡運行的規律。而保證健康、充足的睡眠，可以使當令的臟腑得到滋養，有助於氣血運行和經絡運行，有助於臟腑功能強健，保證陰陽平衡，使抵抗外邪的能力增強，人體免疫力自然不在話下。

所以，要保證充足的睡眠，睡眠不僅要有充分的時間，還必須講究品質，尤其要「先臥心，後臥眠」，睡前應去除一切喜怒憂思和煩惱，精神上要盡量放鬆，恬淡虛靜，清心安寧地躺著，使大腦處於抑制狀態，自然昏昏欲睡，然後慢慢閉上雙眼。

如果睡而不眠，甚止諸夜不眠，即睡的時間再長，也消除不了疲勞，恢復不了體力，更談不上養護五臟六腑，平衡陰陽，也就談不上增強抵抗力。所以只有「先臥心，後臥眠」，即先睡心，後睡眼，才能及時入睡、深睡、熟睡，才能達到「益人氣力」的目的，才能更有助於援助人體內的免疫大軍，增強身體抵抗力。

健康諺語裡的睡眠養生智慧

每次遇到一些症狀不嚴重，只有輕微缺乏睡眠的患者時候，我從來都是不開任何藥方，只是送給他們一疊我自己製作的卡片。這些卡片上都寫傳送千年的諺語，而這些諺語裡所包含的睡眠養生智慧，只能靠自己去悟，身體力行，才能體會到其中的真諦。

每每此時，患者都往往會大跌眼鏡，原本以為上面寫什麼多少克的中藥方子，卻寫了一些常見的諺語。對此，我常常微微一笑，只是告訴他回去把這些卡片貼在臥室、床頭、客廳等，自己常看得見的地方，時時提醒自己，照著去做就行。

今天，我也把這些健康諺語告訴廣大讀者。有心的人可以自己製作卡片，貼在經常能看得見的地方。

睡覺，是我們一輩子的事情，天天和我們打交道，所以一定要養成良好的生活習慣，比如「食不多言，寢不多語。」「晚餐少喝水，睡前不飲茶。」強調「要想身體好，吃飯別太飽；要想身體好，天天要起早；要想身體好，睡覺不煩惱。」「坐有坐相，睡有睡相，睡覺要像彎月亮。」講得既具體又實在。有的人喜歡貪睡，這在睡覺養生上來說是一大忌，正所謂「瞌睡沒根，越睡越深。」「貪吃貪睡，添病減歲。」

當然，要想有充足的睡眠，則必須遵守生理時鐘規律，養成睡眠的良好習慣，就需要做到：

一、室內環境好、通風好、空氣好：「晚上開窗，一夜都香」。

二、要養成「睡前洗腳，勝吃補藥」的好習慣。

三、注意「夏不睡石，秋不睡板；春不露臍，冬不蒙頭」；「白天多動，夜裡少夢」。

四、要養成良好的生活習慣：「早睡早起，精神爽氣」，不要違背生理時鐘規律。「早睡早起，沒病惹你。早早睡，早早起，眼睛鼻子都歡喜；晚晚睡，晚晚起，渾身上下無力氣。」

五、每天午後，可以稍微小睡一會，特別是在夏天，「吃完午飯睡一覺，健健康康活到老。」

另外，如果是夫妻的話，一定不要分床睡，所謂「夫妻同床，長壽健康」。

只要養成了以上的睡眠習慣，我保證，你一定「能吃能睡，長命百歲。」俗語說得好：「吃藥十服，不如獨宿一夜。」「早睡早起，賽過人參補身體。」「吃洋參，不如睡五更。」

當然，也有患者拿著這些卡片回去，不到一兩個月又折回來找我，懷疑我的方法是否有問題。我想說的是，對於那些三天打魚，兩天晒網的人來說，這些老一套思想，類似「老八股」的話純屬扯淡，作用不大，所以才會來重新找我，開上藥方才覺得心裡踏實。而對於一些熱愛生命、熱愛生活的人來說，這些老祖宗一代一代傳下來的諺語，恰恰讓他們懂得睡眠對一個人的重要性，所以才會健康，才會幸福。

不睡覺或少睡覺，行嗎？

人為什麼要睡覺，不睡覺或者少睡覺，行嗎？

古人云：「日思三餐，夜思一宿」。睡覺可以使人們的精力和體力得到恢復，能夠以更飽滿的精力和熱情投入生活、投入工作。

如果不睡覺會怎麼樣？

生理學家用狗做實驗，每天只給水喝而不給食物，牠能活二十五天，若連續五天不讓牠睡眠，結果體溫下降四度，再經九十二～一百四十三小時剝奪睡眠，牠就死亡了。狗死後解剖，發現牠的中樞神經系統發生了顯著的形態學上的變化。可見，經久不眠，必然導致衰竭，這種結論是完全合乎邏輯的。

那麼，人類可以多長時間不睡覺呢？

據說戰場上的士兵可以堅持四～七天不睡覺，一些嚴重的狂躁性精神病人可以保持三、四天精力充沛。印度高僧連續三十三年不曾睡覺，而西藏的活佛則幾乎從不睡覺，不過這些神奇的事蹟都僅僅是「據說」而已，沒有任何實例可以佐證。

但是，有一年，一個叫彼得．特里普和美國人參加一項兩百小時不睡覺的實驗。在前三天，一切正常，到了第四天出現了精神崩潰狀態，表現得對一些並不滑稽的事情也捧腹大笑、不能自控。一些不值得悲哀的消息，聽了之後竟莫名其妙號啕大哭；本來自己沒有戴帽子，卻不斷埋怨自己頭上的帽子壓得太重。到了第五天，受試者歇斯底里地大喊大叫，一會兒說別人的上衣像正在爬行的蠕蟲，一會兒又說自己從著了火的房裡跑

不睡覺或少睡覺，行嗎？

出來。兩百小時候，他受到類似精神病一樣的折磨，幾乎瘋了。當他被架到床上，他睡了九小時十一分鐘後便意識才逐漸恢復。這個極端的例子證明了：就像生命離不開水一樣，生命也離不開睡眠。

睡覺是人類的一種正常的生理需要。人在白天處於活動狀態時，能量的消耗是主要的；夜晚人處於睡眠狀態時，人體的各種生理活動減弱，能量消耗大為減少，此時體內的能量儲儲存大於消耗。累積的能量為第二天的活動做好了準備。

一個人如果睡眠不足，或睡眠品質不好，往往會精神萎靡不振、注意力渙散、頭痛、眩暈、肌肉痠痛，甚感疲勞。一個人如果長期缺乏睡眠，處於過度勞倦的狀態中，身體就會產生耗氣傷血的病理變化，損及五臟。從中醫來說，心勞則血損、肝勞則神損、脾勞則食損、肺勞則氣損、腎勞則精損，進而為許多疾病埋下禍根。

現實生活中，雖然很少有人會得躁鬱症一樣幾天幾夜不闔眼，但相當多的人卻在自覺不自覺間，日復一日地加班，或上網、玩遊戲、看電視、吃宵夜，或忙於人際應酬，剝奪了正常的睡眠時間，導致睡眠不足。要知道，長期睡眠不足與經久不眠，對健康的損害是很厲害的。因為，睡眠不僅僅在於能恢復體力和腦力，消除疲勞，完成自身修復，更重要的還在於它能保持人體的免疫能力，使人體自身能抵禦疾病的侵擾，減少生病的機率。

每天晚上，躺在溫暖的被窩裡美美的睡上一覺，相信是每一個關愛自己、關愛健康的人的願望。這樣感覺就像香港最暢銷青年作家張小嫻在她的散文中說過：「睡眠跟戀愛相似，是一種溫暖而散漫的行為。睡眠能補充體力，好的戀愛也能補充體力，令人精神飽滿。午睡是最幸福的一種習慣，像初戀和熱戀；晚上的睡眠，像一段穩定的感情，撫慰心靈；失眠和失戀一樣，覺得每一天晚上都很難過，長夜漫漫，何時才等到天亮？」這段話說得很形象。事實上，睡眠比戀愛更為重要。因為一個人的一生，差不多有三分之一的時間在睡眠，對於成熟的人來說，可以沒有戀愛，卻不能沒有睡眠。在一定條件下，睡眠比飲食對於生命和健康更為重要。

如果，有人對我說：「你看我經常熬夜，甚至通宵，也沒見身體出什麼毛病啊！」我想說的是：「不是不報，時候未到。欠身體的債，遲早都要還的。」

丟了睡眠，也丟了健康

因為職業習慣，每次外出坐捷運、逛超市以及出席其他公共場合，我都會豎起耳朵聽聽周圍的人的談話，從中了解他們的睡眠情況。

有一天，我坐捷運去辦事情。結果剛坐上車，就聽見旁邊一位三十多歲的男性和他

丟了睡眠，也丟了健康

旁邊的朋友在聊天。一開口便大倒苦水：「跟你說，我最近可鬱悶了。剛剛得到了一份滿意的工作，但是因為工作初期壓力太大，為了給大家取得好印象，做點成績出來，天天加班，作息時間太不規律了，竟然導致了失眠。」

旁邊的朋友就說了：「沒那麼誇張吧！年紀輕輕的，一兩個晚上不睡覺都沒問題。怎麼會失眠呢？」

這位男性就說了：「我剛開始也是這麼想。但沒有失眠過的人根本不知道其中的滋味。每天晚上輾轉反側，第二天都會感覺精神疲勞，記憶力也開始明顯下降，工作效率也大不如從前了。整天昏昏欲睡，無精打采，學習、開會的時候還會打盹，即便是在家裡看電視，靠在沙發上就睡著，可往床上一躺就又精神了，說什麼也睡不著。」

旁邊的朋友又問了：「啊！這麼嚴重啊！週休二日呢？也睡不著嗎？」

這位男性又說了：「我原以為週休二日會好一點，沒想到一閒下來更加睡不著了。一到床上就開始胡思亂想，不知道在想些什麼東西。」

他的朋友又問了：「那你有沒有試過安眠藥之類的？」

一說到安眠藥，這位男性的表情更加複雜：「你不知道，我跑了好幾家醫院，醫生開的都是安定類的安眠藥，聽朋友說安眠藥有很大的副作用，而且安眠藥有抗藥性和依賴性，就是藥量越來越大，效果越來越差。我不敢吃。」

聽到這裡，我實在有點於心不忍了，便打斷了他的談話，鄭重告訴他，不要一心在工作上，而忽視了缺乏睡覺給自己身體帶來的危害。有勞有逸，給自己的心靈多放假，否則丟了睡眠，也丟了健康。

睡眠是每個人的健康需要，也是每個人應享有的基本權利，但快節奏的生活卻「吞噬」著人們越來越多的睡眠時間。每年近八億六千萬人罹患失眠憂鬱障礙。「睡不好覺」會給你帶來了各種疾病，甚至縮短了人們的壽命。

具體來說，如果你缺乏睡眠或者嚴重睡眠不足，那麼將給你帶來以下幾大危害。

一、**引發疲勞**。睡眠時人體充電的最佳時機，長期缺乏睡覺必然導致體力透支、身體疲勞。

二、**增加疾病發生的機率**。經常睡眠不足，會使人心情憂慮焦急，免疫力降低，由此會導致種種疾病發生，如神經衰弱、感冒、胃腸疾病等。美國芝加哥大學研究發現，六天睡眠不足，會導致胰島素阻抗。而每晚睡眠不足六小時的試驗者，身體無法正常代謝糖分，因而得糖尿病風險增大。

三、**容易發生肥胖**。多項研究顯示，長期睡眠不足會擾亂血糖平衡，導致身體產生更少的瘦素（一種抑制食慾的激素）和更多的飢餓素（一種刺激食慾的激素）。這些生理變化必然造成過量飲食。

四、**影響身體發育**。青少年的生長發育過程中必不可少的一個環節就是生長激素的分泌。也只有在熟睡後人體的下丘腦才會大量的釋放生長激素，所以青少年如果缺少睡眠，必然

丟了睡眠，也丟了健康

發育遲緩。

五、**損害容顏**。多年的經驗累積讓我得出一個結論，那就是：同一年齡層裡會睡覺的人比不會睡覺或睡眠不足的人，要年輕很多。這是因為睡眠不足會引起皮膚微血管瘀滯，循環受阻，使得皮膚的細胞得不到充足的營養，因而影響皮膚的新陳代謝，加速皮膚的老化，使皮膚顏色顯得晦暗而蒼白，尤其眼圈發黑，且易生皺紋。

六、**破壞情緒**。前面的案例中，我們看到缺少睡眠的人會本能的趨向於負面刺激作出反應。所以，一個長期失眠的人往往會變得孤僻、暴躁、不易接近。

七、**增加疼痛感**。患痛風的人如果晚上感覺疼痛的話，會導致夜間輾轉反側，影響睡眠，而睡眠過少則會加重疼痛，形成惡性循環。研究發現，在夜間睡眠八小時內，健康的青年人每小時被叫醒二十分鐘，連續三天之後，其疼痛耐受性會大大降低，突然發生的疼痛也會增多。

對於這位在路上偶遇的有緣人，我建議他有時間一定要來我的診室坐一坐，聊一聊。我希望能對其做系統的恢復療法。

截止本書發稿之日起，這位三十多歲的年輕人已經是我診室的常客了。除了積極配合我的恢復療法外，他還積極向周圍的朋友，甚至對陌生人現身說法：一天至少要睡七小時以上，否則丟了睡眠，也會丟了健康，最後連工作也會丟掉。

第2章　臥室竟是清醒之地：揪出綁架睡眠的駭客

人一生中三分之一的時間是在睡夢中度過的，並且睡眠是每個人每天必不可少的一項生理「活動」。俗話說「一天睡不好，二天精神少」，若要益壽延年，自古有「不覓仙方覓睡方」之論，睡眠之重要性是不容忽視的。然而，臥室中竟然藏著許多你看不見的綁架睡眠的駭客，待你上床時綁架你的睡眠！真正造成失眠、影響睡眠的因素有哪些呢？

了解自己的睡眠狀況

在閱讀下面的內容前，先回答下面這十個問題，並在後面的（）中填上你的答案。A經常，B有時，C很少，D從未，請根據自己的情況一一作答。

1.你是否睡眠時間很不規律，不能按時上床睡眠？（ ）

2.你是否經常工作加班或娛樂至深夜？（ ）

3.躺在床上腦子裡全是白天見過的人和發生的事，難以入睡。（ ）

4.入睡後稍有動靜你也能知道？（ ）

5.你總是整夜做夢，醒來時覺得很累？（ ）

6.每天早上你很早就醒來，而且再也睡不著了？（ ）

7.稍微有點不順心的事，你就徹夜難眠？（ ）

8.換個地方，你就難以入睡？（ ）

9.一上夜班，你就睡眠不好？（ ）

10.要使用安眠藥才能安然入睡？（ ）

答案：（選A記五分，B記二分，C記一分，D記零分）

如果你的得分大於二十分以上為嚴重睡眠障礙；五～二十分說明睡眠品質比較差；

了解自己的睡眠狀況

小於五分說明睡眠品質良好。如果你的累計得分在五分以上，特別是有A項得分，需要非常重視，想辦法改善睡眠狀況。

以上測試，能準確檢測出你目前的睡覺狀況，並可以根據這個測試找出影響睡眠的干擾因素，如生理因素、疾病因素、藥物因素、環境因素及飲食因素、心理因素等。我經常要求我的診斷對象做一下這個測試。

有的時候，一些測試者看到自己的得分在五分、六分，就很恐慌：我的睡眠真的有問題？怪得不最近我一直精神狀態不好。那我該怎麼調整呢？

其實，這些恐慌是沒有必要的。對自己的睡眠狀況經常檢查是很有必要的，但沒有必要精確到一天二十四小時中去，於是就強迫自己一天躺在床上必須有八小時，否則就不起床。

事實上，「每天要睡足八小時」的想法是個天大的盲點。不去擔心你能夠睡多長時間，這種焦慮會使得失眠的狀況陷入不良的循環。就像每個人擁有不同的身高體重，睡眠時間也因人而異。雖然成人每天平均需要七點五個小時的睡眠，但很多人每天睡不到六小時照樣能正常工作。因此，不能一概而論。

我們經常將睡眠障礙，細分來說，可以分為三種：一是起始睡眠障礙，即入睡很困難，要到後半夜才能睡得著，多是由於精神緊張、焦慮、恐懼等引起。二是間斷性睡眠障礙，即是指入睡還可以，但容易驚醒，常有噩夢，中年人的消化不良，容易發生這種情況。三是指終點睡眠障礙，即是指入眠並不困難，但持續時間不長，後半夜醒來後不再入睡，老年高血壓、動脈硬化、精神憂鬱患者常有這類失眠。

此外，睡眠障礙按性質分，還可以分為生理性和病理性兩種。生理性是指由於環境、情緒、飲食、娛樂、藥物等引起的睡眠障礙。在人的一生中，幾乎任何人都有過瞬間或短期失眠的體驗。瞬間，乃至數天的短期失眠，並不能算是疾病，不需要特殊治療。病理性是指由於呼吸系統疾病、消化系統疾病、神經系統疾病等因素造成的不能正常睡眠，多年於老年人。另外還有一種長時間的慢性失眠，會慢慢轉換成病態，應加以注意，採取相對的措施以防止惡化。

了解了睡眠知識後，你就可以對自己的睡眠狀況做一個判斷了，就像醫生對病人的診斷一樣，只有找到病因，才能對症下藥。

在此，我建議大家：每天多花一點點時間，觀察一下自己的睡眠狀況，寫一寫睡眠日記，依照本書下面介紹的一些方法，實施操作起來，這樣你就能做到「自己的病自己治，自己做自己的醫生」。

情緒作怪，失眠就來

現代人生活節奏快、生存壓力大，或多或少會帶點情緒，尤其是那些初入職場、對前途滿懷希望的年輕人，給自己設定的目標往往比老闆更高、更苛刻。整天就想著憑什麼他拿出的企劃案就比我的受客戶歡迎？憑什麼他的薪資比我高？這年頭，誰又服氣誰啊？即使你不和別人爭奪那些蠅頭小利，但只要你在事業上還稍存一點上進心，總希望自己會比現在做得好。

不過，事情總是難如你願。出門塞車、走路被絆倒、工作上經常出差錯、和公司的「老女人」脾氣不和、中午訂的便當快到上班時間還沒送來、給客戶的企劃案被否決……真是屋漏偏逢連陰雨。

如果你常常感到心情低落，越來越容易被激怒，工作或生活中出現一點小問題就焦慮得整晚睡不著覺……當你覺得每件事情都不順心的時候，越可能看到你不想要的結果——失眠。

如果你常常面臨這些負面情緒的困擾，在確定沒有其他疾病的干擾下，也許就該好好的省視一下自己的情緒和心理狀態。人的情緒波動與失眠密切相關，當一個人的情緒處於低谷時，失眠就會悄然而至。

情緒是個極其複雜而又難以控制的東西。一個情緒出現問題的人就像是坐雲霄飛車，一分鐘前他是在下面，下一分鐘他就在上面了，情緒波動非常強烈，突然而且難以控制。為一些小事而突發起火，大喊大叫，亂摔東西，這就是「情緒短路」的一種表現。用電短路會損害電器，甚至造成火災；情緒短路，既傷害別人，也傷害自己，主要原因是自控與轉移情緒的能力不強。

當今社會是一個競爭激烈的社會，每個人都會挖空心思勤奮努力，以來證明自己的價值所在。許多「心靈雞湯」類圖書的作者成天研究怎麼才能化解讀者的壓力，這樣做既是不合理的也是不可能的，就像學生要研究考試，工人要研究任務，老闆要研究效益，官員要研究政績，恐怕只有傻瓜才會完全感受不到壓力。

然而，我想說的是，真正聰明的人會懂得如何排解壓力，控制情緒，這樣才能保證工作的順利完成，而且又不耽誤睡眠，損害健康。

因此，當你覺得自己心情很低落，情緒很糟糕的時候，不如坦率的接受這種情緒吧！

在颱風天外出的確有危險，但是颱風過境，緊接著就是蔚藍的天空和清澈的空氣。當你情緒低落時，只要靜靜的等待這個時間到來，再等它過去。

然而，當你有非做不可的事情時，不可能心平氣和待在家裡。這個時候，我們可以想像著吹著氣球，把負面的感情都吹出來，然後讓那個氣球在手上「咚咚」彈跳兩三次，最後用力呼氣，把氣球吹向空中。不可思議的是，你會發現頭腦立刻變得清醒而理智了。

清除腦中的雜念，讓壞情緒穩定下來，再去做必須做的事情，要安心淡定。你會發現，不知不覺中，壞情緒就會變淡。

即使吹氣球這一招對你作用不大，那麼，退一萬步想：如果事情真的變成這樣了，那又會怎樣呢？明天的太陽還是照常升起。

所以，有糟糕的情緒光臨時，不妨吹起一個憂鬱的氣球，讓它飛上半空中，同時深深調整呼吸，平靜的、什麼都不想，安然入睡。

胃不和則寐不安

關於睡眠，中醫上有一句老話，叫做「胃不和，則臥不安」。這句話出自《素問．逆調論》：「陽明者，胃脈也，胃者，六腑之海，其氣亦下行，陽明逆不得從其道，故不得臥也。」《下經》曰：「胃不和則臥不安。」

意思是說，一個人飲食不當，會造成脾胃功能失調，導致失眠。中醫認為，從五行生剋論，脾為心之子，脾胃相表裡。因此，脾胃功能失調，胃氣不和的人，往往會感到腹痛、腹脹，有的人甚至噁心或嘔吐，大便異臭，伴有便祕等症狀。

人活一口氣，氣是用來睡覺的，也是用來消化食物的。如果晚上吃得過多，氣就會受到中焦阻隔，陽氣不能上輸於腦，造成失眠。古代養生講究過午不食，就是一天只吃兩頓飯，上午九、十點鐘一頓，下午四、五點鐘一頓，晚上就不再吃東西了。而生活規則也是日出而作，日落而息，所以那時的人很少失眠。

記得大概是去年正月，還沒過元宵節，就有一位五十多歲的女性在她女兒的陪同下，來到了我的診室。仔細詢問一番，才知道自從女兒嫁到大城市後，有兩年沒回家了，沒見到媽媽了。好不容易過年了，就把媽媽從老家接到大城市來住。愛母心切，天天以雞、鴨、魚、肉、蝦等換著花樣做。

如此反覆，一個月後，這位媽媽發現自己雖然飲食上大大改善，睡眠品質卻大大下降，每天晚上僅睡兩個小時，其他時間都是在床上翻來覆去。更為厲害的是，還出現了頭痛昏沉，記憶力衰退，脘腹飽脹等症狀，還伴有噁心。前兩天，去醫院掛號，開了點藥維生素B1，維生素C以及柏子養心丸，但還是沒有效果。

我仔細看了看她的舌苔，紅苔黃膩，脈弦滑而數，問問大便則是黏滯，再對比她的症狀，屬於中焦濕熱，胃氣不和。於是，我給她開了一個藥方：藿香、佩蘭、黃芩、黃連、薑半夏、厚朴、枳殼、竹茹各十克，白蔻、蘇葉各八克，六一散二十克（包煎）。水煎日服一劑。另外，我建議她在飲食上別再用大魚大肉伺候著了，清清淡淡的粗茶淡飯就可以了。

四天之後，這對母女再次來到我的診室，滿臉笑容的告訴我，睡眠比以前好多了，之前胃脹、噁心以及頭昏眼花等症狀也改善了不少。於是，我又給她開了四劑藥。之後，她們就再也沒來過了。

從我多年的臨床經驗來看，由「胃不和」而引起的「臥不安」，睡眠時好時壞，沒什麼規律，並且用安眠藥的效果也不好。到了西醫哪裡，往往當成神經衰弱來治，結果越治越嚴重。因為服用安眠藥、養神藥，可能暫時達到改善睡眠狀況的作用，但是治標不治本，所以要想解決睡眠障礙，我們必須先得治療引起睡眠障礙的疾病。

平時生活中，大家要多注意飲食均衡，少吃過油、過膩的東西。在這裡，我給大家提供兩個祕訣，讓你告別「胃不和，則臥不安」帶來的煩惱。

一、晚餐盡量做到「七七」原則，即晚上七點以後或者睡前三小時避免進食，吃七分飽就好。配菜以清淡為宜，避免高油脂的肉類以及蛋糕點心，特別是老年人。

二、晚餐後不要馬上躺下睡覺，稍微走一走，幫助消化，正所謂「飯後走一走，活到九十九」。

飲食和進補不當，也會讓你徹夜難安

藥王孫思邈在《千金要方》中指出「為醫者，當須洞曉病源，知其所犯，以食治之，食療不癒，然後命藥」，這句話體現了「藥治不如食治」的原則。

不過，不合理的進食或者進補不當，會造成你的腸胃負擔，影響你的睡眠。

一年秋天，鄰居家十歲的小男孩，長得很可愛，聰明，好動，最喜歡吃烤地瓜了。一見到外面有賣烤地瓜的，就再也走不動了，因為實在太香了。別說小孩，就是大人聞到了，也會忍不住停下來買點嘗嘗。據說，這天他一個人出去買的，一下買了四個烤地瓜。到晚上吃飯的時候，晚餐也吃不下了。

但第二天一大早，他爺爺就帶著這位寶貝孫子來到了診室，讓我給看看，怎麼昨晚上睡不著，還喊肚子疼。

我問他昨晚吃了什麼？小孫子剛開始直搖頭，說什麼也沒吃。後來，逐步引導，才道出實情，一口氣吃了四個烤地瓜。

很多人都喜歡烤地瓜，香甜的口味容易讓人大快朵頤，而如果晚餐吃多了這些食物，很可能會引起睡眠障礙。除了地瓜外，還有玉米、豆類、花生、啤酒、汽水等食物在消化過程中會產生較多的氣體，等到睡覺前，消化未盡的氣體會產生腹脹感，脹氣也

飲食和進補不當，也會讓你徹夜難安

會妨礙正常睡眠。

一到冬天，很多商家就開始引進大量的補品，方便人們的購買，特別是過年過節的時候。春節剛過完的一個月，我們街坊劉大姐就把家裡的羊肉寄給住在老家的弟弟補身子。因為弟弟常年體弱多病，一個人住了很多年，兒女又不在身邊，怪可憐的。但是，原本一片好心，卻招來很多麻煩。她弟弟吃過之後當晚他就徹夜難眠，煩躁不安，第二天長出了滿口的潰瘍，兩天不能排便，苦不堪言。張大姐連忙到我這裡來求救了。

現在不少人家裡燉湯通常都要放一些補藥。補藥雖好，但並非人人皆宜。比如：南部天氣炎熱，不能隨便服用鹿茸、紅參等溫補的藥物，否則會引起煩躁、失眠等。

由此可以看出，把嘴張開，用牙齒咀嚼，進而下嚥，這樣一個人人都會的動作，卻牽扯出這麼多的問題。吃得過多，吃法不當，或者進補不宜都會給你的睡眠造成困擾。

曾經，有人問過一位美國健康專家，一晚上能夠踏踏實實睡上七至八小時的祕訣是什麼？他回答說：「前往廚房，享受下面十種食物種的一兩種。」因為這些食物能緩和緊繃的肌肉，平穩緊張的情緒，讓人獲得平靜，並可誘導睡眠激素比如血清素和褪黑素的產生。下面，我把這十種食物羅列出來，大家在做晚餐的時候，也可以摻雜一兩樣在其中。

▲**小米**：含有豐富的色胺酸，能使大腦思維活動受到暫時抑制，使人產生睏倦感。具有消胃

火、安心神、養腎氣、益丹田、補虛損、開腸胃的功效，可治失眠、反胃、熱痢、小便不利等症。可煮粥食用。

▲**全麥麵包**：在飲茶和喝蜂蜜水時吃上一塊全麥麵包將有助於促進胰島素的分泌，胰島素在大腦中轉變成血清素，有助於色胺酸對大腦產生影響，促進睡眠。

▲**馬鈴薯**：它能清除掉對可誘發睡眠的色胺酸起干擾作用的酸。為了達到這種效果，你只要將烤馬鈴薯搗碎後摻入溫牛奶中食用即可。

▲**豬腦**：具有益腎安神、健腦益智等功效，適用於腎虛所導致的失眠健忘、眩暈耳鳴等症。

▲**鵪蛋**：具有補腎益氣、解毒等功效，適用於失眠、腎虛、氣虛、疲乏無力、心悸、頭暈、腰膝痠軟等症。

▲**燕麥片**：能誘使產生褪黑素，一小碗就能達到促進睡眠的效果，如果大量咀嚼燕麥片，效果會更佳。

▲**溫牛奶**：含有一些色胺酸（具有鎮靜作用的一種胺基酸）和鈣，鈣有利於大腦充分利用色胺酸。

▲**蜂蜜**：往你的溫牛奶中或香草茶中放入少量蜂蜜，一些葡萄糖能促使你的大腦停止產生食慾素，食慾素是一種與保持清醒有關的神經傳遞素。

▲**菊花茶**：具有適度的鎮靜效果，對無法放鬆的神經或身體來說，它是完美的天然對抗手段。但是要記住，不可多喝。

▲**香蕉**：除了能平穩血清素和褪黑素外，它還含有可具有讓肌肉鬆弛效果的鎂元素。

盤點現代生活中的垃圾睡眠

認真回憶一下，你睡覺的時候，是否有以下幾個習慣？

1. 看電視、聽音樂或者玩電腦的時候睡著。
2. 強迫自己按時上床睡覺、早上起床，而且這時間點總在調整。
3. 自然醒來後，想著再「賴床」，強迫延長睡眠時間。
4. 晚上不睡，白天補眠，週休二日的補眠。
5. 工作壓力大，晚上需加班，在高強度的工作結束後馬上入睡。

如果以上五種習慣，你都或多或少有過的話，很遺憾告訴你：你目前所擁有的睡眠是——垃圾睡眠。

也許，很多人會認為這些只是自己的習慣而已，但是習慣一旦養成，就很難改掉了。而這些壞習慣給你帶來的，就是「垃圾睡眠」。

「垃圾睡眠」（JUNK SLEEP）一詞源於英國，是英國睡眠委員會使用的一個術語，用意是睡眠時間不足、睡眠品質低的問題。英國睡眠委員會表示，「垃圾睡眠」與「垃圾食品」（JUNK FOOD）相對應，希望藉此提醒人們，這兩個問題已經成為目前英國民眾特別是青少年健康生活方式的兩大「殺手」。

更為嚴重的是，目前這種睡眠方式已經逐漸從青少年演變到了職場白領，中年人，甚至是老年人。那麼，「垃圾睡眠」對人的身體健康有哪些危害呢？

▲習慣性脫髮

每天早上起來，當你梳頭髮時，發現頭髮大把大把的脫落，連自己都嚇了一跳。看著一頭美麗的秀髮，一天天減少，最後不得不忍痛割愛，剪成短髮。你是否想過，這是由於「垃圾睡眠」引起的呢？睡眠時間的長短與脫髮無明顯關係，但是脫髮卻與睡眠品質密切相關。而充足的睡眠可以促進皮膚及附屬毛髮的正常新陳代謝。因此，我建議，脫髮的人群盡量做到每天睡眠不少於六個小時，養成定時睡眠的習慣，保證睡眠品質。

▲突然冒出的啤酒肚

也許你不是很在意你的形象問題，但在不經意間冒出的「啤酒肚」會讓在眾人面前很尷尬。這不僅單單是因為大吃大喝的問題，它很有可能源於你的「垃圾睡眠」。「睡不好，心裡煩，還有很多工作沒做完」，熬夜寫企劃，夜裡經常做夢，腦子總想著未完成的工作。這種「夜不能寐」的症狀持續一段時間，就會讓你感覺身體「沉重」了，事實上因為「垃圾睡眠」，你的體重的確增加了。

▲總是丟三落四

早上出去上班，發現忘記帶做完的企劃，趕緊回家，到了家裡卻死活想不起來忘記帶了什麼；公司的晨會上，老闆明顯可以看到你眼神渙散，回答問題時反應遲鈍、經常出錯；一天的工作開始了，明明是主管剛剛吩咐下來的工作，你卻望著主管離去的身影摸不著頭腦，「主管剛才好像是說了什麼？」根據我多年的臨床經驗證明，擁有充分的睡眠，保持清醒和睡眠的自然週期才是最可靠的能長久促進記憶力發展的好辦法。

▲失眠憂鬱症

如果你總是會出現一些情緒低落的情況，常感到疲倦或缺乏活力、坐立不安，煩躁不安，甚至有了「求死」的念頭，那就要謹防憂鬱症了。我們常常聽到「失眠憂鬱症」說法，的確，失眠和憂鬱之間有著天然的聯繫。「垃圾睡眠」，必然會導致精神萎靡、情緒低落、工作品質下降，本來很棘手的事情可能因為沒有睡好而更加做不好，做不好就熬夜加班，長此以往形成了惡性循環。相反，如果睡得好，人就會覺得精力充沛，心情愉悅，相反，就會無精打采，心情煩躁，甚至可能導致憂鬱的症狀。

▲呼嚕打得震天響

每天晚上，當你的呼嚕聲把別人吵得睡不著時，別以為你睡得很香甜，事實上，因為打呼，也讓你自己睡得不解乏。不僅如此，晚上有時還會因為打鼾把自己憋醒，並且患上慢性咽炎。另外，第二天早晨起床也會覺得頭痛口乾，白天沒精神，注意力下降，情緒還非常急躁易怒。長期的「鼾症」不僅對健康有害，而且影響他人安寧，甚至發生睡時呼吸停止或窒息發作，乃至屢次突然驚醒，這在醫學上被稱為阻塞性睡眠呼吸停止症候群，日久可致肺源性心臟病，導致心力衰竭。

▲癌症也許離你不遠了

也許，你會覺得「垃圾睡眠」只是一種不良的生活習慣，但如果告訴你，「垃圾睡眠」可能會導致癌症，你是否會大吃一驚？沒錯，「癌症」這個讓人聞風色變的詞，很有可能僅僅是由於睡眠不健康造成的，而良好的睡眠是戰勝癌症病魔的法寶。

那麼，怎麼辨呢？

我想，不用我說你也會明白，最好的辦法是遠離這些垃圾睡眠，還自己一個健康的睡眠。

你是睡眠駱駝嗎？

秋日的傍晚，走在大街上，迎風吹來涼爽的風，讓人很舒服。突然，一張醒目的海報映入我的眼簾：「請關掉手機，吃一些巧克力，帶夠買礦泉水的錢，穿一雙結實的

你是睡眠駱駝嗎？

鞋，換上你最特別的衣服，告訴你的家人今晚不回家，明晚也不回家……」這是某俱樂部的狂歡宣言。

看到這幅誇張的海報，我頓時陷入了沉思：又有一批新的睡眠駱駝出現了。

連續工作、連續睡覺，像駱駝一樣吃喝一次就熬幾天，這就是都市區的「睡眠駱駝」。

今天，我們處在一個以「十倍速」運行的「資訊公路」上，兔子打個盹，烏龜就跑到了前面。所以，許多事情是不能等到明天再說的，有的工作狂甚至希望把明天的事情在今天就做完。所以，越來越多的白領階層自覺為自己上緊發條，把「熬夜趕工」作為一種生存方式，把「睡眠駱駝」作為一種生存能力。

我有一個親戚家的孩子，年輕有為，刻苦能幹，年紀輕輕就成了一家網路公司的核心技術人員，從事軟體發展專案。但是，他的生活習慣和我們普通人完全不同，經常吃喝睡都在辦公室。所以，在他的辦公室備有拖鞋、毛毯、盥洗用品以及換洗的衣服。如果哪天工作到半夜三更懶得回家，乾脆就蜷縮在辦公室睡上一覺。因為，他們的工作邏輯性很強，如果按時下班，工作思路就會中斷。於是，他經常加班喜歡一鼓作氣把工作做完，半夜三、四點睡覺是家常便飯，有時甚至是到「東方露出了魚肚白」。

一到週末，他就關掉手機，回到家洗個澡，在舒服的床上進行連續二十個小時以上的深度睡眠。一方面彌補一週的睡眠，另一方面也為下週「上夜班」作好精力上的準備。

但是，人和動物畢竟不一樣。駱駝有駱駝的生活方式，駱駝的駝峰裡儲存著脂肪，這些脂肪在駱駝得不到食物的時候，能夠分解成駱駝身體所需要的養分，供駱駝生存需要。駱駝能夠連續四五天不進食，就是靠駝峰裡的脂肪。另外，駱駝的胃裡有許多瓶子形狀的小泡泡，那是駱駝儲存水的地方，這些「瓶子」裡的水使駱駝即使幾天不喝水，也不會有生命危險。

而人類從古至今都是日出而作，日落而息。睡眠是一種「生理時鐘」現象，必須合乎生理規律，像這種幾天連軸轉，而後睡得昏天暗地的做法長此以往將會對身體構成嚴重損害。並且，補睡的最大惡果是打亂了生理時鐘，造成睡眠規律的紊亂，長此以往，將會造成慢性失眠。尤其是對於那些有睡眠障礙的人來說，更不要隨意補睡，如果睡不著，會越補越煩，越補越緊張，越想補越補不回來。

但是，競爭激烈、工作壓力大的現狀所造成的後果，卻是許多人不得不像這位孩子一樣選擇了自願加班。

於是，他一有空，就來到我的診室坐一坐，而且半開玩笑的說：「如果，科學家能夠發明一種可以替代睡眠的『免睡膠囊』，比如一粒『免睡膠囊』可相當於八小時睡眠，那麼，當人工作到生理極限，就用溫水送服一粒『免睡膠囊』，十分鐘之後，就會像剛睡了八小時一樣大腦清醒、精力旺盛。」

聽完這番話，我大笑起來：「如果人類真的先進到可以研發出這種膠囊，那麼人類估計要發展到骨灰級了。」

很顯然，這是不可能的。人類智慧按照生命的發展規律，學習、工作和生活，不斷日夜顛倒，拼命工作，只會害了你自己。因為一方面，由於延長了工作時間，今天的工作效率可能會提高；另一方面，由於縮短了睡眠時間，明天的工作效率又可能會降低。從健康的角度來看，長期睡眠不足，將會損害肝腎功能，破壞新陳代謝系統，降低人體免疫力。減少睡眠，不但是透支了時間，其實也是在透支生命。

所以，如果你也屬於「睡眠駱駝」這一類型的人，那麼，一定要聰明、合理利用時間。比如：你也可以利用坐飛機、坐火車、搭計程車、坐捷運，甚至在從一層到二十五層的電梯上升過程中，你都可以站在那裡小睡。據說小睡還是大科學家愛因斯坦常用的休息方法。

最後，我要告訴大家的是：「身體是改變的本錢」，年輕的時候為理想、為事業而拚搏本無可厚非，但千萬要注意自己的身體，不要用透支健康的代價來換明天。或許，面對眾多的「睡眠駱駝」們，我們不可能完全改變每個人的生活狀態，也不可能要求每個人都睡足八個小時。我只是希望每個人都能在有限的時間裡提高自己的睡眠品質，找到合乎自己生活狀態的作息規律，不做一隻「睡眠駱駝」，卻又能生活得更好。

失眠與某些職業的「姻緣」

我個人很喜歡某崔主持人，喜歡他的主持風格，喜歡他的崔氏幽默。但幾年前，他突然淡出了人們的視線，過了很久才站出來，告訴大家自己得了憂鬱症，總是睡不著覺。最痛苦、最難熬的時候曾想過要自殺。每個人不禁為他捏一把汗，慶幸的是他終於挺過來了。

無獨有偶，某名嘴也得過一段憂鬱症，令他陷入了一段艱難的低潮期，並淡出公眾視野長達一年之久。他的體重從八十公斤降至五十五公斤。日常生活中，他和他夫人是用筆來溝通的，成天想的就是自殺。最後，他還是撐過來了，竟然連一顆安眠藥都沒吃過。

後來，該名嘴在接受記者訪問時，回過頭看這段歲月，感歎的說：「我本命年過得非常糟糕，三十六歲的時候，你突然覺得你看到終點線了，三十六歲之前你不太會去想死亡這樣的問題，那一年本命年，你突然會覺得人生到了一半的時候了，那種沮喪，我才知道中年危機是什麼概念。你對任何事情失去興趣，有強烈的悲觀感絕望感，一種深深的失望。」

憂鬱症是一種常見的精神疾病，發病率很高，幾乎每七個成年人中就有一個憂鬱症患者，因此它被稱為精神病學中的感冒。主要表現為情緒低落、興趣缺缺、悲觀、思維遲緩、缺乏主動性、自責自罪、飲食差、睡眠差，擔心自己患有各種疾病，感到全身多處不適，嚴重者可出現自殺念頭和行為。

不過，大家也沒有必要將自己一點的異常現象就和憂鬱症聯繫起來。憂鬱症是失眠的一種表現方式，是最嚴重的一種。一般像記者、主持人、電視媒體業、律師、醫生等工作壓力大的行業，罹患這種病的機率高。

下面，我就失眠症狀進行細分，以提供不同的治療改善方法。

第一種類型是壓力型失眠：主要涉及企業管理者、公務員、科研人員等行業。失眠表現：入睡困難、淺眠、多夢、易醒。連續失眠十～三十天。主要原因是工作節奏快、壓力大、作息時間不固定、精神狀態過度緊張、情緒不穩定等。

對於這一類型的人，我建議先減壓，再入睡。只要方法得當，中短期就會恢復正常的睡眠。比如你躺在床上半天都沒有入睡，不要著急，乾脆起來放鬆放鬆，給自己按摩，在臥室點上一盞精油香薰燈，聽聽專門的安眠樂曲，甚至是盤坐冥想都可以。

如果你以上方法都比較麻煩，那就試一試拿破崙的休息法。拿破崙在出征時，需要日夜處理軍中事宜，無法入睡，為了保持充足的體力和敏捷的思維，他每隔四小時就強迫自己睡二十～三十分鐘，他就是這樣馳騁沙場的。除此之外，如果你是 SOHO 一族，你還可以選擇睡午覺來進行補眠。

第二種類型是不良嗜好型失眠：主要涉及自由業者、經紀人、創意人員、文化公司職員、從事與時尚有關的工作等。表現為入睡困難、多噩夢、醒後神智懵懂不清。失眠一～三天。主要原因是咖啡因、酒精、尼古丁攝取過多。

對於這一類型的人，我建議大家只要戒掉不良嗜好，很快就能消除失眠的困擾。

第三種類型是焦慮型失眠：主要多見於三十歲以上的女性主管，表現為焦躁、恐慌、夜間驚醒後無法再次入睡。主要原因是這部分女性正處於不斷提升事業的人生階段，而婚姻、家庭、人際關係無一不牽動情緒，因此很容易影響神經系統導致失眠。我建議大家在家裡進行一些瑜伽訓練，促進新陳代謝，調節情緒；避免過度刺激，如晚上不要看驚險、凶殺的影片，還要注意不要把工作的煩惱帶回家；睡前，對自己進行一個自我催眠，從頭到腳，逐一放鬆。

如果症狀持續二個月以上，建議來診去看醫生。

第四種類型是憂鬱型失眠：主要表現為技術人員、不常與人交往的職業女性、主持行業等，表現為表情冷漠、不願意與人交往，缺乏自信，經常夜裡兩三點醒後難以入睡，心緒繁雜，第二天醒來後有頭暈等身體不適症狀。這類人都比較內向，有什麼問題喜歡自己扛著，結果鑽牛角尖，容易產生低沉、憂鬱的情緒。我建議這類人群多加強人際交往，多參加團體活動。嚴重情況下最好請專科醫生診治。

最後，我要告訴大家：失眠並不可怕，可怕的是你不去理解它，戰勝它，任由放任。

不睏不上床，上床就睡覺

睡覺對於人的健康、工作和美容都非常重要，缺乏充足的睡眠就會影響身體健康。也難怪戰國時期的名醫文摯對齊威王說：「我的養生之道是把睡眠放在頭等位置，人和動物只有睡眠才生長，睡眠幫助脾胃消化食物，所以，睡眠是養生的第一大補，人一個晚上不睡覺，其損失一百天也難以恢復。」

然而，我們身邊的很多人雖然對這個問題認識得非常清楚，卻怎麼睡也睡不著，對自己的睡眠問題感到非常擔心，結果越想睡覺，腦子就越清醒，反而早正失眠。

每年暑假，都是企業招募新人的高峰時期，很多人都蜂擁而至到各個徵才活動，投履歷，遞資料，希望得到命運的垂涎，第二天就接到面試的電話。

這天，我卻意外的接到一個神祕的電話。電話剛想起，我就接通了，許久，電話那端便沒了聲音。我有點不耐煩，想掛斷了。那頭傳來一個微弱的男性聲音，「喂，許醫生嗎？」

我連忙回答：「請問你有什麼需要幫助的？」

「我……我……我懷疑我得了什麼病，怎麼睡都睡不著。」電話那端支支吾吾敘說緣由。

「怎麼會睡不著？是不是壓力太大？」我試著進一步探索，打開他的心扉。

小夥子長歎一口，「是呀！我是一名剛剛大學畢業的人，和所有人一樣，每天上網投履歷，去徵才活動遞履歷，希望找到一份滿意的工作。可是，等了好久都沒有等到電話。好不容易等到一個電話，卻緊張得不得了，晚上越想越睡不著，在床上一失眠就到天亮了。第二天，面試效果可想而知。」

聽到這裡，我心裡大概有個底了，這是一個性格內向，靦腆的男生，也許以前在學校的社團活動並不太多，一走出校門，就亂了方寸，很緊張，一方面害怕自己表現不好，另一方面，心裡確實沒底，缺乏經驗。於是，我進一步問道：「那你，這種情形次數多嗎？」

小夥子沉默了一會，說：「今天，我已經接到了第十個面試電話了。」

「還沒去，是嗎？」我停頓一下，又問「明天要去面試，是嗎？」

「是的，想去，又害怕去，心裡很矛盾。不敢告訴家裡人，又不想找朋友說，怕人笑話。好不容易找到你這個電話。」

聽到這裡，一種責任感從心底裡突然膨脹起來。這是一個對我多麼信任的青年啊，我的鼓勵，我的建議，一定對他的人生有著決定性的作用。

於是，我告訴他，睡不著，就不要強迫自己入睡。強迫自己入睡，會出現相反向的結果，就像一個已經吃飽的孩子一樣，如果媽媽總是逼著他吃飯，剛開始也許能吃進去一點，但越吃越多，越吃越多，到最後就會吐出來。也許，他的胃會因此受到很大傷害，也許，從此他會害怕吃飯。

睡不著，就不睡，看看書，上網搜集一些明天要面試的東西，特別是該公司的資料，為第二天的面試做充分準備。此外，白天可以適當運動，打打球，跑跑步，都會讓你晚上的睡眠更香。

更重要的是，要走出一個睡眠盲點，不要以為晚上睡八小時就是睡眠充足，每個人都不一樣的，只要第二天早上起來神清氣爽，就表示你的睡眠充足了。

還有，要相信自己。這麼多公司打電話給你，就表示你的資料已經充分說明他們需要你這樣的人才。所以，要大膽展示自己，相信天生我才必有用。即使失敗了，也沒有關係，因為年輕就是最大的資本。

……

這個電話，我足足講了有四十多分鐘才掛掉電話，一看外面已經坐了十幾個等待接待的患者。我之所以花這麼多時間，耐心的給這位年輕人講這麼多，指導他，相信道理大家都懂。對於這朵剛剛開放的花朵，遇到一點點小風小浪，我相信所有人都會伸手遮擋一下，讚美一番，因為未來他要走的路還長著呢！

睡覺和吃飯一樣，是人生活的必要條件。睡覺也是傳承千年中醫養生的一大功能，養就是用大量的健康細胞去取代腐敗的細胞，如果一夜睡不著就換不了新細胞。如果說白天死亡一百萬個細胞，一晚上只補回來五十萬個細胞，這時你的身體就會出現虧空，時間長了，人就空虛了。

因此，睡一個好覺，對一個人來說，是非常重要的。

從我多年臨床經驗來看，現代社會有不少人入睡難，睡眠品質不良的毛病，於是，每天睡覺前就特別緊張，生怕自己今晚又睡不著，強迫自己睡覺，結果越睡越睡不著。睡眠不好是一個綜合性的問題，如肝火過盛，睡覺警覺；胃火過剩，睡覺不安；肝陰不足，睡覺勞累。但，主要問題是，不要讓自己的心累著，別強迫自己睡覺。

在這裡，我給大家介紹三種做法，幫助你安然入睡。

一、睡前，在床上做好準備工作。自然盤坐在床上，兩手重疊放於腿上，自然呼吸，感覺全身毛孔隨呼吸一張一合，若能流淚打哈欠效果最佳，到了想睡覺時倒下便睡。

二、自然舒服的仰臥在床上，均衡呼吸，感覺呼吸像春風，先融化大腳趾，然後是其他腳趾，接著腳、小腿、大腿逐漸融化。如還未醒著，再從頭做。

三、進入睡眠狀態快的人可採取右側臥，右手掌托右耳。右掌心為火，耳為水，二者形成水火即濟，在人體中形成心腎相交。時間久了，便養心滋腎，自然睡覺就香了。

半個月後，我再次接到這位小夥子的電話，他欣喜的告訴我，已經上班了。聽到這個消息，我更加高興。我知道，他已經走出來了。

第3章　重建睡眠的認知：關於睡眠方式的金科玉律

睡眠本是一件快樂的事，但對於睡眠品質不佳，甚至是患了失眠症的人而言，舒適的床鋪彷彿成了他們的戰場，他們在焦慮中度過了一個個的不眠之夜。這與他們對於睡眠的認知不無關係。人們看法各有異同，也因此產生了許多偏差。但其中，有些睡眠的「金科玉律」是每個人必須遵守的。

建立科學的生活方式是健康睡眠的基石

現如今，睡眠的問題越來越受大家關注了。前不久，偶然上網，看到有一家著名網站對職場人士就「你每天睡眠時間多少」的問題進行調查。調查顯示，近七成被訪者每天平均睡眠時間不足七小時，能夠保證八小時睡眠的職場人士僅為百分之二十四點六。進一步探索原因，才發現很多職場人士睡眠不足的主要原因有參加聚會、出席各種應酬夜生活場合、看球賽、加班甚至打遊戲、追劇等。

有句古話叫「一日不睡，十日不醒」，就是說，如果一個人晚上沒有好好休息，用十個晚上都難以補回來。經常睡眠不足，會使人體生理時鐘正常運行功能失調，免疫力下降，導致一些疾病發生，如神經衰弱、感冒、胃腸疾病等。尤其對於青少年，睡眠不足會直接影響其正常生長發育，青少年要想發育好，長得高，睡眠必須充足。

然而，每當我看到早上背著書包上學的學生無精打采，眼皮垂著往前走時，每當我看到捷運車廂裡幾乎一整排都是「閉目養神」的上班族時，甚至有的人一隻手扶著把手站著都能睡一覺，有時候睡得太過沉，不負身體重量，摔在別人身上，驚醒了一車人的「美夢」，鬧出車廂的笑話。每每此時，我都會無奈感歎：這些年輕人啊，一點都不注意睡覺——這件養生頭等大事，時間一長，身體肯定會發出罷工的訊號。

建立科學的生活方式是健康睡眠的基石

因此，建立科學的生活方式是健康睡眠的基石。下面，就我經驗所得總結給大家，看起來像老生常談，細細揣摩，必將受益無窮。

▲尊重你的生活規律，按時作息。有的人適合早睡早起，有的人適合晚睡晚起，大多數人是晚上十點鐘左右上床，早上六點鐘左右醒來，如果過早或過晚上床、起床，都會打亂人體生理時鐘的規律，影響睡眠品質。因此，睡眠時應根據自己的生物規律「低潮時間」抓緊休息，非萬不得已，不要「破例」。

▲保持輕鬆愉快的心情上床，不要胡思亂想。古人云：「食不言，寢不語。」睡前不要過於激動、心事重重等，不要帶著情緒睡覺，這些東西都會在第二天清楚寫在你的臉上。聰明的做法是放下操心之事，有事明天再說，自可安然入睡。

▲睡覺時要關窗，不能開風扇、不能開空調，人生病很多都與此有關，因為人在睡眠之中，氣血流通緩慢，體溫下降，人體會在表面形成一種陽氣層，這種陽氣層叫「鬼魅不侵」，什麼意思呢，陽氣足的人，不做噩夢，就是這種陽氣，占了上風。開空調，開風扇，情況就不一樣了，開窗戶，窗戶走的是風，風入的是筋，如果開空調，也有風，風入筋，寒入骨，早上起來，身上發黃，臉發黃，脖子後面那條筋發硬，骨節痠痛，甚至有人就開始發燒，這就是風和寒侵入到了筋和骨頭裡的緣故，這也就是氣受傷了。

▲要想有好的睡眠，睡前在新鮮的空氣裡散散步或做些輕微的活動，從而使思想寧靜、全身輕爽，盡量做到睡前不要吃得太飽，不要從事劇烈的運動或看驚悚小說，安心入睡。

▲不要少睡也不要嗜睡。睡眠既不能多睡，也不可少睡，多睡少睡都會使人無精打采，只有適可而止，才能真正達到消除疲勞，養精蓄銳又節省時間的目的。此外，睡午覺也不可忽視。午間稍休息一會能恢復人的精力。但午睡時間不宜過長，以不超過一小時為宜，否則使人進入更深的睡眠狀態，打亂自身的生理時鐘，到晚上難以按時入睡。

踏著生理時鐘的腳步入睡吧

由於職業的習慣，我經常會觀察身邊人的睡眠習慣，通常情況下，我把他們分為三類人。

第一類就是我的外婆。夏天的時候，我外婆總是四點半就起床，給全家燒開水。五點半準時送到各家門口。六點鐘就已經吃完早餐下田工作了。而到晚上七點時就已經關燈睡覺了。照她的話說，就是「三天早起，一天工」。我把這類天不亮就迫不及待跳下床，並精神飽滿的投入到一天的工作中，稱為「雲雀」。

第二類就是我和我的愛人。我們既不會經常熬到深夜才睡，也不會每天五點鐘早早起床，一般在晚上十一點之前睡覺，在早晨七點左右起床。但如果和朋友約好明天去戶外郊遊，肯定會第二天天不亮時就早早起床。我把我們這類人成為「蜂鳥」。

踏著生理時鐘的腳步入睡吧

第三類就是我的下一代，像那二十多歲的小侄子。他習慣於晚睡晚起，一般在晚上十二點之後入睡，在早晨九點之後起床。他可以打傳奇遊戲打到凌晨兩點，也不願意早晨提前半小時起床，或者加班趕一份報告，第二天卻要中午才去公司報導。這類人，就屬於晚睡晚起的「貓頭鷹」。

因為每個人的睡眠生理時鐘都不一樣，以至於生活和工作都有著明顯的不同。雲雀、貓頭鷹的不同特點，對生活和工作都會有明顯的影響。比如：我外婆這類的人總會讓自己享受完一頓營養豐富的早餐後再去下田工作，而我的小侄子總是起床後來不及梳洗就要匆匆忙忙的奔向公司上班。在夜間，小侄子總有機會邊喝咖啡邊觀看一場令人激動不已的球賽，而我外婆則早早進入香甜的夢鄉。所以，我們一家的生活態度是尊重彼此間的生活習慣，和睦相處。

為什麼同樣是一家人，睡眠習慣卻各不相同呢？我百思不得其解。後來，看到一則相關的科學研究報導才明白。原來，睡眠生理時鐘與人體的遺傳因素有關。如果父母是「雲雀」，那麼孩子中有一半會是「雲雀」，但如果父母中至少有一半是「貓頭鷹」，那麼孩子百分百會是「貓頭鷹」。根據孟德爾的遺傳學原理，「雲雀」屬於隱性遺傳特徵，「貓頭鷹」屬於顯性遺傳特徵。像我們兩口子，就遺傳了我父親的「蜂鳥」基因，而我的小侄子就遺傳球迷爸爸的「貓頭鷹」基因。

不過，睡眠生理時鐘並不是百分之百的取決於遺傳因素，和年齡因素有關。在二十～二十九歲的人群中，幾乎有百分之五十的人屬於「貓頭鷹型」。但在三十～四十九歲的人群中只有百分之二十具有貓頭鷹的特徵。隨著年齡的不斷成長，超過五十歲的人群中就很少有人具有貓頭鷹的生活習慣。這就意味著，決定一個人屬於哪種類型（雲雀、貓頭鷹）的因素中，除了具有部分遺傳之外，還和他的年齡、生活習慣有關。

我們很難說哪種睡眠生理時鐘好，哪種不好，只能說哪種生理時鐘適合你自己才是最好。美國前任總統布希的作息時間，一般晚上九時左右準時上床，早上六時多就起床。人類歷史上最偉大的科學家愛因斯坦則特別嗜睡，他基本上每天都睡十小時以上。

所以，每個人都應該根據自己的生活和工作需要，適當調節自己的睡眠生理時鐘，才能更好為自己服務，產生更大的效益。

睡好養生「子午覺」，為健康儲蓄活力

時間對於每個人都來說非常寶貴。對於那些臨近考試、趕計畫的人來說，更是彌足珍貴，恨不得一分鐘拆成兩分鐘用。

經常，我半夜起床，甚至快到凌晨時去廁所，看到對面樓層裡亮著的燈光，我不由

睡好養生「子午覺」，為健康儲蓄活力

得感歎：今夜又有多少人熬夜啊！

其實，提高工作效率完成計畫，沒必要像陀螺一樣轉動，掌握科學的睡眠方法，可以讓你事半功倍。

我們都知道，中醫講究陰陽協調。《黃帝內經》中曰「陽氣盡則臥，陰氣盡則寤」，這說明睡眠與醒寤是陰陽交替的結果。陰氣盛則入眠，陽氣旺則醒來，子時是晚二十三點至凌晨一點，此時陰氣最盛，陽氣衰弱；午時是中午十一點至下午十三點，此時陽氣最盛，陰氣衰弱。中醫認為，子時和午時都是陰陽交替之時，也是人體經氣「合陰」與「合陽」的時候，睡好子午覺，有利於人體養陰、養陽。這跟現代醫學研究發現的人體需要在二十三點之前進入深眠狀態理論不謀而合。子時也是中醫的經脈運行到肝、膽的時間，養肝的時間應該熟睡。如果因熬夜而錯過了這個時間的睡眠，肝膽就得不到充分的休息，可表現為皮膚粗糙、黑斑、臉色發黃等。

午時是一天中陽氣最盛的時候，是「合陽」的好時機，則要小寐，休息三十分鐘左右即可，最多不要超過一小時。即使不能夠睡覺，也應「入靜」，使身體得以平衡過渡，提神醒腦、補充精力。據有關專家調查研究：居住在熱帶和地中海地區的人，比居住在北美和北歐的人患冠心病的機率要低，而前者恰恰就有午睡的習慣！美國太空總署的科學家研究發現，二十四分鐘的午睡，能夠有效改善駕駛員的注意力與表現。

根據我多年的臨床經驗和生活所得，一個人真正睡著覺最多只有兩個鐘頭，其餘都是浪費時間，躺在枕頭上做夢，沒有哪個人不做夢。至於醒來覺得自己沒有做夢，那是因為他忘記了。

那麼，為什麼有人要睡七、八個鐘頭？那是你賴床躺在枕頭上休息的習慣養成的，並非我們需要那麼久的睡眠時間，尤其打坐做功夫的人曉得，正午只要閉眼真正睡著三分鐘，等於睡兩個鐘頭，不過要對好正午的時間。夜晚則要在正子時睡著，五分鐘等於六個鐘頭。

所以，失眠或熬夜的人，正子時的時刻，哪怕二十分鐘也一定要睡，睡不著也要訓練自己睡著。中午，正午時，即使有天大的事也要停下來，睡上半小時，那樣下午的工作效率才會更高。

所以，當你手頭有堆積如山的工作要完成時，當你面對成堆的複習資料時，請記住：睡好子午覺，保你精神壯如牛。這句話，不是我在這吹噓，已有前人把他的經驗公之於眾了。享年九十一歲的英國前首相溫斯頓．邱吉爾是「午覺大師」。他後來在書中寫道：「人必須在午餐與晚餐之間睡上一覺……不要以為白天用來睡覺了，工作就會做得少。這是那些沒有想像力的人的愚蠢觀點。」

不過，「子午覺」並不是適合所有人，對於那些晚上睡覺比較晚，或者早睡早起的人為來說，「子午覺」是為新的一天工作儲蓄活力。而對那些經常失眠的人來說，就不要也跟著睡午覺了，因為午睡後晚上就更睡不著。

子丑寅卯，這幾個時辰你睡了嗎？

在我們的身體裡，有一座鐘錶，它時刻調節著我們的睡眠，白天讓我們醒來進入一天的緊張的學習和工作中，而夜晚則令我們昏睡，恢復一天來的消耗。

凡是經歷過農村生活的人大都會注意到如下情景：東方欲曉，雄雞一馬當先「引吭高歌」，接下來便是鴨群「騷亂」嘎嘎聲迭起，麻雀也不甘落後，吱吱喳喳叫個不停……似乎大自然為動物們安排好了「作息時間表」一樣。在這張「作息時間表」的安排下，牛、豬、羊等總是白天活動，夜間入睡，而貓和它的死對頭老鼠卻正相反，白天睡大覺，晚上大行其事。

動物體內這張「作息時間表」就是在動物體內一種類似時鐘的鐘錶，我們常把它稱為生理時鐘。人的一切生命活動，包括睡眠，也都是在它的支配下進行的，這就像植物到了季節就開花，動物到了週期就要產卵一樣。

人體的生理時鐘一亂，不能正常運轉，人就容易出現以下幾種情況，最後會得病、早衰、折壽。比如人體各功能性器官的生理功能會在短時間內大幅度下降。如果熬夜太多，就會出現眼球血絲，可用睡眠來調節；如果疲勞過度，就會出現眼圈發黑，可用休息來調節；如果舌苔發白，表明胃部不適，可用飲食來調節；如果精神緊張，很可能會導致心理失衡，可用緩解心理壓力來解決等等。長期生理時鐘顛倒的人，身體的免疫力會大幅度下降，其癌症發病率也要高出很多。所以及時調整生理時鐘是非常必要的。

生理時鐘顛倒，還會導致荷爾蒙分泌異常。由於生理時鐘是由內分泌系統調控的，因此生理時鐘順倒會導致內分泌系統的異常，進而導致荷爾蒙分泌異常乃至紊亂。曾見一篇報導說，英國就曾經出現過因為生理時鐘紊亂而長出鬍鬚的婦女，長期生理時鐘顛倒可能對包括生育在內的多種生理功能產生傷害。

古人沒有電燈，一到晚上了，就得放下手頭的工作，這樣「日出而作，日落而息」的生活，與人體生理時鐘的運轉同步，而自從西元一八八二年愛迪生發明了電燈以後，全世界便有三分之一的人在燈下忙碌，不論是工作需要，還是享受夜生活，違時的作息，不規則的生活，都打亂了生理時鐘的準時運轉，而生理時鐘錯置，正是致病、易疲、易病、早衰和折壽的根本原因。

現代人有了燈光，熬夜工作，通宵娛樂，過著與生理時鐘相悖逆的生活，所面臨的壓力和緊張也似乎達到前所未有的狀態。因此，可以說，古人比現代人非常懂得作息與長壽的關係，更懂得遵守生理時鐘的規律養生。《黃帝內經》中，就提出了適應時辰變化的作息適度，後來，養生學家又創立了十二時辰養生法，將一晝夜分為子、丑、寅、卯、辰、巳、午、未、申、酉、戌、亥十二時辰。春秋時代的管子認為，如果起居不時，「則形累而壽命損。」唐代孫思邈也說：「善攝生者，臥起有四時之早晚，興居有至和之常制。」

人類自身活動的生理時鐘，能準確、高效指導人們什麼時間進行體育鍛鍊，什麼時間閱讀有最佳效果，什麼時間服藥對病人最有利，什麼時間睡覺能讓人第二天更加精力旺盛等。

我認為，睡眠是養生的第一要素。很多養生書中都不厭其煩的講到了睡眠的重要性，卻依然有許多人不認為它重要。今天我們從一個全新的角度來談睡眠。

按中醫理論，夜晚是各器官休息的時間，各個器官在不同的時段開始進行修正。一天十二時辰，對應著人體的心、肝、腎等內臟。你不守時睡眠，隨意改變睡眠時間，或熬夜不睡覺，你的健康便會不可避免遲到，會對內臟造成傷害。所以說，「熬一夜，少活七天」還真不是說笑來著。

自然界的春夏秋冬，寒暑更替，組成了一年光景，人體的養生睡眠與自然界相應，也有四個時段組成——亥、子、丑、寅，這四個時辰對應著四季輪轉，必須睡好養生覺，這是固定不變的規律。但並不是說睡眠的時間越長就越好，而是要嚴守正確睡眠時間，下面我為大家說說這中間的道理：

人睡眠的最佳時間是二十一點～二十三點。這時是一天中的最後一個時辰，即亥時（二十一點～二十三點）。二十一點以後，身體活動將處於低潮時期，各項機能都會下降，很難恢復。一個好的睡眠，首先要從亥時開始。在二十一點～二十三點準備睡覺，子時進入夢鄉，丑時，應處於深眠狀態，到寅時，則是睡眠的最後階段。

從中醫上來說，亥時，正是人體陽氣最為衰微、陰氣最旺盛之時，亥時進入睡眠，就像動物進入冬眠。亥時，正值三焦經值班，氣血流經三焦。三焦是六腑中最大的腑，是運行原氣的通路，有總司人體的氣化作用，原氣包括元陰之氣和元陽之氣，是人體生命活動的原動力，發源於腎、藏於臍下，借三焦的通路敷布全身，推動各個臟腑組織器官的活動。為此三焦關係著水穀精微以及水液代謝的消化吸收、輸布與排泄的全過程。因此，進入亥時後，三焦一上班就開始做著通利百脈、疏通水道的工作。在亥時中睡眠，「人臥則血歸於肝」，氣血回到肝中，血液都回到肝臟中重新調整，重新做血的濾化和保養，百脈得以休養生息，第二天我們才能「足受血而能行，掌受血而能握，指受血而能攝」，這對於減輕壓力、放鬆精神和內分泌的自我調整修復都是極其有益的。所以亥時裡，應放下手裡的學習和工作，卸去一天的疲憊，為進入睡眠做準備工作。你可以放幾首舒緩的音樂，用熱水泡泡腳，或者與愛人親密一番，這些都能幫你進入優質睡眠。

過了二十三點後，就是子時了。按中醫理論來說，子時（二十三點～一點），子為鼠，象徵著人體的生氣在這時是最弱的。但雖弱，卻仍很有活力，這時睡覺是為了保養這點生機。此時，也是氣血流經膽的時期，膽最旺，而腎最弱，而那些晚上睡眠不足，特別是那些熬夜加班、不注意睡好子午覺的人，肝功能很容易受損。想要腎好，你千萬別在自己最虛弱的時候再刺激它。你需要保持規律作息的習慣，特別是男士，不要熬夜。因此，請大家盡量不要在十點以後再入睡。

同時，子時，血在膽。膽經在值班，它的工作是生發陽氣，膽經攜著五臟六腑的陽氣升發，身體內在自我修復，正是萬象更新的時刻，所以此時一定要進入睡眠。凡在亥時能夠入睡者，第二天晨醒後，頭腦清晰、氣色紅潤。而那些經常到了子時還不上床睡覺，甚至過了子時仍然在奮戰的人，看起來總是氣色青白，這一類人常常會由於膽汁無法正常新陳代謝而變濃結晶，形成膽結石等病症。

如果在亥時上床睡覺，到了丑時，即現在的凌晨一點到凌晨三點已經是進入深眠了。丑時血在肝，肝經開始工作了，也是肝休息的最佳時間。人生色彩亮麗的肝，需要我們人人好好的愛護它。因為肝臟是我們的重要解毒器官，「肝為罷極之本」，最怕勞累。在一天的工作之後，它也辛苦了一整天，只有透過良好的休息，它才能為我們更好工作。此時如果要工作，經年累月下來，將會產生肝部問題，其中以肝膽發炎及皮膚問題最為常見。尤其是空姐、護士、自由職業者、藝術創作者、上夜班者等工作或生活上常需要熬夜的人，因睡眠時間與自然規律相反，無法使肝獲得及時的修復和充足的休息，容易產生肝膽火熱的後遺症。

「肝開竅於目」，缺乏「子午覺」的人，常表現為眼睛紅腫、疲澀，眼睛乾澀、充血，眩暈耳鳴等。還會出現失眠夢多，情緒易激動、煩躁不寧、脫髮禿髮等，臉部易出現青春痘、粉刺、老人斑，女性易出現月經提前、色鮮紅、量少或一直不來等。這表明，你的肝已經出問題了，你最該做的，就是及時調整自己的睡眠時間，早點睡覺。

因此，丑時，透過良好的睡眠可以為肝臟創造一個良好的休息環境，讓肝臟在辛苦一天之後得到休息。如果因工作關係暫時無法改變作息時間，平時可以多飲清熱滋潤、補氣養肝的解毒茶。如果能調整工作及娛樂時間，盡量在二十三到凌晨三點間，睡足四個小時的保肝睡眠，能使血液流向肝臟，加強肝細胞修復。此時你還沒有睡覺，就錯過了肝腎保養的大好生機，而肝腎同源，都是藏精養好精氣神的根本，再來談養生，就像是空中樓閣，虛無縹緲了。

對應一年四季，亥時可以說是冬藏覺，子時是春生覺，丑時是夏長覺，丑時過後，就是寅時（凌晨三點到凌晨五點）了，此時，心肺啟動，血在肺，輪到肺經值班了。為什麼很多心臟病患者常常死於凌晨三四點呢？這個道理用中醫的理論很好解釋，因為寅時，氣血都到肺裡去了，肺是人體的宰相，它的職責是把肝經產生的新的血液輸送到各個臟腑中，保證其他臟腑的補充供給，此時的睡眠，正是收穫氣血能量的重要階段，就像秋季一樣，一片豐收的景象，五臟六腑正在享受著豐收的喜悅。這時，如果你還在睜著透紅的眼睛，還不睡覺的話，肺就失職了，臟腑沒有收成，冬天沒有糧食，就要「挨餓」了。

很多老年人或者體質虛弱的人常常夜裡會失眠或自然會醒來，之後就睡不著了，就是因為身體各部位對氣血的需求陡增，使得腦部供血減少，健康的風險自然就增加了。

在子、丑、寅、卯這四個時辰，如果你睡好了養生覺的話，可以說是氣血大豐收了！五點後，太陽開始向上升，人體的陽氣也升發起來，你也該起床了，快伸個懶腰，從被窩裡爬起來吧！

啊，昨晚睡得真好！

看，又是一個陽光明媚、活力充沛的日子！

睡眠超過八小時的健康危害

經常聽我的講座的朋友對自己的睡眠非常重視，但有時候會因為不了解我的意圖而走入盲點。

有一天，我給二十多位企業精英舉辦了一個有關提高睡眠品質的知識講座。課後，一位四十來歲的前額有點過禿的老闆走過來，問我：「老師，你總是強調要補充睡眠，可我每天差不多睡上十個十個小時，第二天起床還是覺得昏昏沉沉，沒有精神，效果還不如一天睡六七個小時的好。這是為什麼呢？」

聽到這個問題，我十分高興，說明他把我講的知識融會貫通到自己的生活中，並切實的提出了質疑，說明確實十分重視自己的睡眠。因此，我微笑告訴他：「實際上，你需要的就是六七個小時的睡眠，為什麼要賴在床上多躺兩三個小時呢？」

「是嗎？可我總覺得自己睡得不夠。」這位老闆質問道。

我耐心的解釋給他聽：「其實，睡覺和吃飯的道理是一樣的。吃飯我們強調只吃七八分飽，而睡覺也一樣，只要覺得自己頭腦清醒，感覺良好，就放心起床活動吧！睡多了，還對你的健康有危害。」

「什麼？多睡了還對健康有危害？」老闆驚奇的問。

睡眠超過八小時的健康危害

「當然了。像起床後昏昏沉沉，精神不振，就是躺在床上太過的結果。」

於是，我把長時間賴在床上不起來會導致的健康危害給他一一講解清楚。

第一，睡得太多會導致越睡越懶，智力下降。

很多人認為，如果感覺很疲勞就應該多睡覺。其實，這個想法不完全正確。消除疲勞是應該補充睡眠，但如果睡眠時間過長，人的心臟的跳動便會減慢，新陳代謝率也同樣會降得很低，而肌肉組織也會鬆弛下來。經常睡懶覺的人，因肌肉組織錯過了活動良機，起床後會感到腿軟、腰骶不適，全身無力。這樣久而久之，人就會變得懶惰、軟弱無力起來，甚至智力也會隨之下降。

第二，增加患中風和糖尿病，以及老年痴呆病的風險率。

據有關資料表明，美國的研究人員在對九萬多名五十~七十九歲的女性進行了長達七年半的調查後發現，每天睡眠超過九小時的人中風危險比睡七小時的人要增加百分之七十，睡眠時間是增大中風危險的獨立因素。南京腦科醫院的專家介紹，老年人的血液黏稠度比較高，如果睡眠時間過長，就會導致血液黏稠度增加，而血液黏稠度增加就容易誘發中風等腦血管疾病。如果睡眠時間不足六小時，患糖尿病的風險就會增加約二倍；如果睡眠時間超過八小時，患糖尿病的風險則會增加三倍多。無獨有偶，西班牙馬德里大學醫院專家對三二八六名六十五歲以上的男女進行長達三年的醫學觀察發現，每天睡覺時間超過八小時的人罹患早老性痴呆症的風險增大兩倍。

第三，增加患呼吸道、心臟和消化疾病的風險。

在經歷一個晚上的睡眠之後，臥室中空氣會變得汙濁，即使虛掩窗戶還是有部分空氣未流通，不潔的空氣中含有大量細菌、病毒、二氧化碳和塵埃，對呼吸道抗病能力有影響。而對於長期睡眠時間過長的那些閉門貪睡者，平時運動就少，再加上臥室內汙濁的空氣，就容易經常出現感冒、咳嗽等症狀。

另外，如果睡眠過多，就會破壞心臟休息和運動的規律，心臟一歇再歇，最終會使心臟收縮乏力，稍一活動便心跳不一、心慌乏力。長期的睡眠會使你無法按時進餐，胃腸發生飢餓性蠕動，打亂了胃液分泌規律，影響消化功能，進而引發消化疾病。

因此，如果你早上醒得比較早，就別躺在床上乾瞪眼，實在睡不著的話，也別在床上乾熬著，更不要窩在棉被裡看電視，趕緊起來，呼吸呼吸新鮮空氣，學會做一隻勤快的早起鳥吧！

噓，她睡著了——睡一半比不睡更傷身

最近這幾年的春節，我和老伴都沒有待在都市過年，而是結伴出去旅遊。今年春節，我們一起買了兩張票，準備坐火車先去轉一圈，然後再去小島觀光，感受冬日的溫暖。

由於提前了好幾天做好了準備，臨近出發的前一天晚上睡得特別沉，目的是為接下來的旅遊養精蓄銳。誰知道，這一覺卻睡過了頭，差點錯過了早上五點的火車。

於是，在老伴的催促下，匆忙起床、穿衣、盥洗，然後鑽進早已等在門外的計程車裡。由於睡得過香，又是在睡夢中被叫醒，腦袋昏昏沉沉地，像灌了鉛一樣。幸虧有老伴在身邊，要不然都要搞不清東南西北了。

好不容易上了火車，找到了對應的座位坐下，想安靜休息一下，結果臨座的嬰兒的哭聲特別大，整個車廂都是他的聲音。孩子的媽媽怎麼哄都沒用。

老伴過去一打聽，才知道這個孩子原本睡得正香，卻被來回走動的人們急促的腳步聲、廣播員的喇叭聲、小商販的叫賣聲等各種混雜的聲音吵醒，哭醒不停。要知道，在平常他都是要早上八九點才起床呢！

如此說來，這個孩子遇到了和我一樣的問題，睡到一半就被叫醒了，這種感覺只有

我自己最清楚。

根據我多年的經驗所知，這種睡一半被叫醒比完全不睡更糟。睡一半就被叫醒的人，可能是睡眠已經進入深睡期，此時大腦可能正在進行記憶的吸收、重整，卻在「不該醒時醒來」，此時大腦需要更多時間恢復意識。一個人剛睡醒時，睡眼惺忪、反應較慢、解決問題的能力也下降，就跟四杯啤酒下肚後的微醺感一樣，相當於血液中含有百分之零點零八的酒精濃度。而且人們剛剛醒來的前三分鐘，判斷力只有平常的一半，且會影響學習或工作表現長達二個小時。這種感覺和我被動起床直到火車上的情形一模一樣。

幸運的是，我是出來旅遊的。對於常常在半夜被叫醒，有緊急出差任務的人來說，尤其危險。最常見的就是輪班待命的醫師。一些醫生坦承半夜起來的反應的確比白天來得慢，所以總是提醒自己更謹慎做判斷。此外，睡一半起床就勉強起身開長途車的駕駛員，更容易發生意外。

如果這種情況長期存在，那麼會造成免疫系統改變而容易生病，也會導致交感神經和副交感神經不平衡，進而自律神經受損，產生心悸、盜汗的症狀。由此而患心血管疾病的風險也會增加，其原因是：長期睡眠被剝奪的人，體內血糖的耐受度會大大降低，從而造成胰島素抗阻，進而產生新陳代謝症候群，甚至是高血壓、糖尿病等。

因此，我建議旁邊這位媽媽要麼就給孩子餵點奶，讓他繼續睡，要麼就用玩具或其他東西吸引他的注意力，停止哭鬧，去通風口呼吸呼吸新鮮空氣，讓大腦清醒清醒。

而我自己，雖然混沌的感覺消失了，如果下次還有這樣遭遇，那麼我就會吃一見長一智了：被叫醒後不能馬上起床，最好多躺五～十分鐘，想一些愉快的事情，讓大腦慢慢回神，這樣大腦其他功能會隨著漸漸甦醒。坐起身體，學會深呼吸，先緩緩吸氣、彷彿吸到頭頂，再將所有的氣吐出來，停兩秒鐘再做一次，一定會感覺神采奕奕。然後下床喝點水，讓身體知道新的一天要開始了，用冷水洗把臉，讓頭腦更加清醒一點。也可以來一套簡單的伸展操，試著放鬆肌肉，促進血液循環，喚醒身體其他部位。透過這一系列的步驟下來，我想即便是在半夜四點突然被叫醒，也不會頭腦發暈，神智不清了。

不過，在這裡我只是提供一個方法而已，並不推崇大家嘗試半夜叫醒的滋味。除非是迫不得已的情形下，否則的話該睡覺的時候還是一定要睡好覺。

身體健康的改變，從裸睡開始

曾幾何時，當你關掉電腦，起身時鐘已經指向十點，深夜十二點，一點，甚至更晚。工作太累，都市節奏太快，我們需要放鬆，需要健康，我們需要在溫柔的夜色中一場痛痛快快的「醉生夢死」，我們的身體需要來一場睡眠的大改變！

很多失眠的患者寄給我 E-Mail，提到在緊張的都市生活中，經常因為工作勞累、精神緊張等而失眠，越來越感覺到優質睡眠比飲食、運動對身體來得重要，儘管他們對身體都缺一不可。許多人都為半夜裡為「數羊」感到痛苦。

如果你能為身體來一場睡眠大改變，讓你一躺在床上就能立刻進入甜美夢鄉，我給你一個建議，那就是裸睡。

裸睡的出現，可以追溯到瑪麗蓮·夢露，她曾經在回答媒體問她穿什麼衣服睡覺時說，「我睡覺時只穿CHANEL NO.5（香奈兒5號香水）」。還有很多明星，如范冰冰、張柏芝、周杰倫等，也個個都宣稱自己是「裸睡主義者」，裸睡已經成為時尚的代名詞。

今天，裸睡已經成為一種養生之道。裸睡讓身體最大程度接近自然，是樂活族享受生活的重要指標。這種保健方法，可以說最為廉價，無須任何費用；簡單，人人可以掌握；舒適，人人不願放棄。

裸睡，讓我們享受返璞歸真的暢快，晚上脫光衣服，渾身赤條條的，一絲不掛，可以釋放被衣服束縛了一整天的身體，四肢不再緊繃，神經也鬆弛下來，身體感覺更輕鬆，血流通暢，使得體內陽氣舒展暢達，而傳統的和衣而眠的方式，尤其是穿著時尚的緊身內衣，並不利於氣血的循環，體內的陽氣被抑制，對於性功能更無益處。

裸睡可以讓你睡得十分投入，一塌糊塗，一覺到天亮！對於女性來說，裸睡時解除了胸罩對乳房的束縛，讓乳房的血液循環更暢通。如果夫妻雙方都裸睡的話，有助於加

噓，她睡著了──睡一半比不睡更傷身

深感情，增加親密感，給身心愉悅加分。

三十三歲的丹是裸睡的忠實擁護者，生完孩子後，由於孩子經常夜裡哭鬧，她夜裡一直哭鬧，夜裡失眠也成了家常便飯，為此，丹感到痛苦莫名。她掛的是我的門診，希望我給她開店中藥的方子。當時，我讓她多吃些用百合、紅棗、蓮子等煮的粥，每晚吃個四五顆核桃，睡覺時嘗試一下裸睡，開始丹還不習慣裸睡，覺得難為情，但還是嘗試著脫去內衣褲，只穿一件睡袍，感到非常舒服。後來，丹開始有些留戀裸睡的那種舒服、放鬆的感覺了，於是把裸睡的習慣堅持了下來。最後一次來看門診，告訴我，現在不再失眠了，喜歡上了裸睡那種特有的酣暢淋漓的感覺。

對於一些女性來說，裸睡還能改善她們的手腳冰涼的狀況，有利於進行深層次的睡眠。

不過，裸睡可不是脫掉衣服那麼簡單！教你幾招：裸睡前，不妨洗個熱水澡吧，讓全身的血液在熱水的沖淋下來個快速奔跑，也讓皮膚來一個暢快的清新呼吸！你還可以在加濕器中滴幾滴芳香精油，如薰衣草、迷迭香精油等，都能很快把你帶入夢境中。

為了更快的入眠，最好室內保持乾淨清爽，選一個足夠大的床和足夠寬鬆的棉被。

也許，裸睡唯一的缺點就是棉被可能會刺激性器官，導致男性反應性性慾亢進。不過，這也是難得的增進夫妻感情的機會啊！

所以，把束縛你的身體的那件衣服都扔到床下去，來一次睡眠方式的改變吧！洗個熱水澡，在薰衣草的香味中，把你的身體完全交給被窩，安享睡眠吧！

不過，裸睡也要注意衛生，因為灰塵和蟲蟎會引起皮膚過敏和哮喘、不小心還可能著涼……

時尚睡眠養生法——分段睡眠

前面，我提到過「睡眠超過八小時的危害」，而且也強調了睡好子午覺對恢復體力、提供工作效率的益處。這一節，我則告訴大家一種時尚的睡眠養生法——分段睡眠。

最先實行這種分段睡眠法的，是聞名全球的畫壇泰斗達文西。達文西是一位刻苦勤勉、惜時如金的人，他創造的定時分段短期睡眠延時工作法甚為人們所稱道。這一方法是透過對睡與不睡的硬性規律性調節來提高時間利用率，即每工作四小時睡十五分鐘。這樣，一晝夜花在睡眠上的時間累計只有一小時半，從而爭取到更多的時間工作。經過五個月的實驗，他覺得非常睏倦、難熬，只好恢復連睡四小時的習慣。這樣，他就保證了在頭腦最清醒的時候工作效率最高。

十幾年前，我本人也做過類似的嘗試。那會我還比較年輕，手頭上要處理的事情比較多，所以幾乎忙的我脫不開身。一個偶然的機會，嘗試了這個分段睡眠法。

我們都知道，每個人的睡眠都一個睡眠長度時間，差不多九十分鐘是一個平均值，但是對一些人來說它是不一樣的。我自己的睡眠週期長度在那些年來已經從九十分鐘變成七十五分鐘了。如果我在晚上 七點開始小睡，我會在晚上八點十五分起來，從來不需要用鬧鐘。由於睡眠週期長度的改變，我一天睡四個週期長度，晚上長睡三個週期，傍晚小睡一個週期。

在這裡，還有一個小技巧，那就是要把一天的睡眠分成兩個階段。如果你一天只睡四點五小時然後說「我今天的睡眠已經完成了」，也許你在剩餘的十九個小時會受不了。你必須把它分成二個或二個以上的睡眠階段。你要把小睡間隔開來，才能發揮它恢復你大腦功能的作用。

也許，你會疑問：這麼睡，你的身體能吃得消嗎？我要告訴你的是，那些年我很健康，幾乎不生病，我不吃醣類，只吃蔬菜和蛋白質。我的膽固醇很低，工作效率也前所未有的好，一邊正常的上班，一邊還要忙於執照考試，而且還要義務的為諸多諮詢睡眠問題的朋友一一信件回覆。

也許，你又會問了，為什麼原本整段時間睡眠可以分割成幾段完成呢？其實，這裡邊還有一個理論需要解釋。人的睡眠是有規律的，是深眠和淺眠交替反覆進行，直到清醒。睡眠的前半段多為深眠，後半段多為淺眠。人在長時間睡眠的情況下，深眠並不增加，只是延長了淺眠的時間。很快能進入深眠的人，即使淺眠的時間相對少一些，也不會影響到精神狀態；相反，只是延長了淺眠時間，睡眠品質並未改善，起來後依然感覺「不盡如人意」。

根據這項理論，歐美一些國家，有人參照畫家達文西的方法，習慣一天睡三次，午餐後小睡一會、晚餐後小睡片刻和正式睡眠。很多人都有這樣的經歷，當感覺特別累時，便想睡一會，一旦撥時間小睡，精力馬上得到恢復，即使晚上少睡兩個小時也不感覺睏。這是因為，人在一天中由於思維、感覺、反應而消耗的腦細胞中儲存的關鍵能量，只有透過酣暢的熟睡才能得到充分補充。

由此看來，睡眠時間少眠出現熟睡的比例較高，這種睡眠時間可能很短，但足以維持人體正常機能的運轉；與之相反，多眠者較多出現淺眠和中途覺醒而形成品質低下的睡眠。因此，睡眠時間長短是次要的，關鍵在於睡眠的品質。

所以，觀察能力強的人會發現這樣一個現象：有成就感的人，心情舒暢，雖有應酬減少了睡眠時間，但是他們入睡快，睡眠品質好，因而精力旺盛；相反，有挫折感的人，心事重重，待在床上的時間長，真正睡得很熟的時間短，自然會有疲憊感。

總之，睡眠時間的長短因人而異，而分段睡眠這個健康時尚的睡眠法，正是順應了

時尚睡眠養生法—分段睡眠

「只要能消除疲勞和恢復精力，適當減少或增加睡眠時間都是無可非議的」這個現代生活健康準則。如果你現在正處於忙得不可開交的狀態，不妨來試一試吧！

第4章　輕鬆搞定睡眠：睡覺也要講科學

沒有人不羨慕那些倒頭就睡的人。睡眠品質的好壞直接影響著人體健康。所以，我們要掌握健康睡眠。健康睡眠，不僅是要保證睡眠的時間，更重要的是保證睡眠的品質，達到深度睡眠。想要搞定睡眠，睡眠的內外環境是不可忽視的重要因素。如何創造最優質的睡眠環境？如果不能正常睡眠，該如何自我調理睡眠？

床頭朝向也會影響健康

我的親戚看到有一間新房是低窗台的，就一心想把大床靠著低窗台放，感到那樣透風更通暢。於是，請裝潢公司、買家具，一路不到一個半月就完工了。但是，新房還沒住上半年，他就感覺不對勁了，夜夜難眠。按理說，這新房子住著應該心裡高興才對，不知為什麼，他睡不著覺。

有一天，我剛好去辦事，路過他家，就順便去他家樓上看看。這是一棟小高層的住宅樓，他家的房子在樓房的最東邊，離高速公路不到五十公尺。一走進臥室，我就發現了問題：臥室的面積雖然比原來大，窗戶也明亮，但臥室的床頭向西，夜間各種呼嘯而過的車輛以及鳴笛聲會時常驚醒他，危害睡眠。最不好的是床頭挨著房子的外牆，濕度高，溫差大，容易影響睡眠。如果放在內牆，也就是室內房間的隔間牆壁，這樣相對濕度低，溫差小，不容易生病。

也許你會說，一個外牆和內牆，對人的睡眠有什麼差別。這你就不清楚了。對年輕人而言，可能還感覺不到頭靠外牆睡會有什麼不舒適症狀，但直到年老時，就可能會產生頸椎病、風濕等慢性病症。

近年來，睡眠品質不佳、關節炎、頸椎病、支氣管病症等已成為家庭中易見病症，

床頭朝向也會影響健康

並且發作年紀年輕化較重。但大多數人基本上還只是從吃喝和鍛鍊上尋找解決方法，忽略了室內環境健康的元素，尤甚有部分年輕人為求家裡裝飾潮流而沒有注重住房選擇，臥室物品的擺放方位，可能給健康睡眠帶來的隱患。

在這裡，我給大家提幾個小小的建議，以此對照你家的臥室環境，看有沒有需要改善的地方。

古人講天人合一，所以臥室內物品的擺放也要順應天時地利。首先，床的擺放不宜向西，在古人看來西方主刀兵肅殺，床頭向西呈凶相；其次，不宜橫梁壓頂，有壓迫之兆；再次不宜太接近窗戶，否則易驚風寒；再次，不宜正對鏡子，反光不吉；最後不宜正對房門，陽氣易漏。

另外，為了改善睡眠品質，可以在臥室放一些小的裝飾品，調整氣氛，但睡覺的床頭不用使用過度誇張的飾品，不然夜間醒來輕易自己嚇到自己，置成不利危害。在臥室裡，也不用配備大功率的音響和影視系統，在睡覺之前接受過度激烈的感官刺激，致令人過度興奮，則會干擾睡眠，置成入睡困難的不良後果。臥室應擺放一些植物，可以擺放一些以小巧、顏色不過度豔麗、沒有非凡氣味的花卉的綠色植物，比如吊蘭，既不占據空間，又能美化環境，改善室內空氣。

讀到這裡，希望我的讀者們都動起手來，檢查你的床頭擺放位置是否不佳，看看你的臥室需要哪些改變的地方，以此來營造一個溫馨、和諧的睡眠氛圍。祝大家夜夜好夢。

不一樣的枕頭，不一樣的睡眠

做夢時想喊喊不出，想動動不了；將醒未醒的朦朧之際，明明頭腦清醒，卻總感覺有千斤重物壓在身上，難以動彈，幾經掙扎，才完全清醒過來……不少人遇到過的這種情況，在醫學上叫做「夢魘」，民間俗稱「鬼壓床」。

記得我小時候，我表姐也有過這種經歷，每次醒來都說好像「被鬼掐住脖子」。後來，我姑姑帶著她四處求醫，甚至還請過所謂的「道士」給她驅鬼，也不見效果。後來，聽別人說要不去外地吧，因為「鬼」是不可能跟著你上車走的，但去了外地，這種情況還沒有改變。一次偶然的機會，聽說隔壁村一個老中醫專治這種病。於是，我姑姑帶著表姐來到老中醫家，老中醫一聽情況，什麼藥也沒開，就告訴我姑姑回去把枕頭換了就行。

回家後，我姑姑半信半疑的試了一下，把原來用舊棉被塞的高枕頭撤掉，換一個鬆軟的枕頭，第二天，我表姐起床後效果特別好，再也沒有哪種睡夢中難以呼吸的感覺

不一樣的枕頭，不一樣的睡眠

了。仔細對比一下，為什麼去外地還有這種感覺，是因為我表姐一直習慣了睡高枕頭，所以即使去外地也用高枕頭。轉來轉去，才發現問題出在枕頭身上。

睡覺一定離不開睡枕，古人常說「高枕無憂」，但大量的臨床病例證明，「高枕無憂」的說法是錯誤的。高枕是引起落枕、頸椎病的常見原因之一。長期高枕，頭部血管長時間處於供血供氧不足狀態，會使人心煩意亂，夜難成寐，一旦入睡很容易出現夢魘現象。

那麼，枕頭究竟該多高才合適呢？古代醫書裡曾指出：「高下尺寸，令側臥恰與肩平，即仰臥亦覺安舒。」這就是說，枕頭的高度，以仰臥時頭與軀幹保持水準為宜，即仰臥時枕高一拳，側臥時枕高一拳半。枕頭的長度最好比肩膀寬一些，過小的枕頭會影響睡眠時的安全感。因此，選擇一個高矮合適的枕頭不僅能夠有效避免頸部肌肉過度拉伸、疲勞導致的痙攣、疼痛，而且能夠避免打鼾，保證你一個香香甜甜的睡眠。

說到枕頭的填充物可謂五花八門。在最古老的枕頭是天然石塊，後來開始使用初步加工過的石塊作為枕頭。以後逐步擴大到使用其他材料來製作枕頭，例如竹枕、木枕、玉枕、銅枕等等，歷代留存下來數量最多的則是瓷枕。

隨著科技的發展，枕頭裡的填充物越來越豐富。除了常見的人造纖維枕、羽絨枕、蠶絲枕外，還有高科技的天然乳膠枕、慢回彈記憶枕、竹炭枕，另外還有填充天然材料的蕎麥、茶葉、藥材等。而不同材料的枕頭有不同功效，兒童適宜使用茶葉枕和蠶砂枕，有殺菌、消毒、清火的功效；學生和上班族可以用竹炭枕，高溫燒成的竹炭顆粒有豐富的內孔面積，可吸汗、消臭，還可以釋放負離子活化細胞；中老年人可以使用綠豆、五葉、五皮、琥珀等藥材製成的枕頭。這些藥枕都是古人根據中草藥的特性而製作的理療用具，具有較高的醫療保健功能。

所以說，不一樣的枕頭，有不一樣的睡眠。高度合適、軟度適中、填充物適合的枕頭，才能給自己帶來好夢。

好睡眠要選好棉被

像我這麼大年齡的人在農村待過的話，都會有這樣一個美好的記憶：每當天氣晴朗的時候，家家戶戶都會搬出床上被褥，晒在晾衣繩上或者晒在用竹子編成的柵欄上。下午，在太陽下山以前，把被褥收進來，鋪在床上。等到晚上，盥洗完畢後就迫不及待鑽進軟綿綿的被窩裡，聞著棉被上太陽的味道，美美的睡上一覺，啊，真暖和！

然而，這種平常百姓家的平民享受，在大城市卻成了最奢侈的想法，大家都住在高樓大廈裡，沒有條件晒棉被，頂多就把棉被晒在陽台上，或是用烘衣機烘乾。因此，我

好睡眠要選好棉被

特別懷念在農村老家的溫暖的感覺。

不過現在，即使不晒棉被，我就特別注意挑選棉被，因為一床好的棉被給你帶來的是高品質的睡眠。一年中人們至少有三個月以上的時間要蓋著厚厚的棉被，而在則不止六個月，選一款舒適、暖和、耐用的棉被將為冬天增加沁人的溫暖，而舒適的棉被是優質睡眠的保證。

據研究，被窩溫度在三十二度～三十四度時人最容易入睡。被窩溫度低，需要長時間用體溫加熱，不僅耗費人體的熱能，而且人的體表經受一段時間的寒冷刺激後，會使大腦皮質興奮，從而推遲入睡時間，或是造成睡眠不深。因此選對棉被對睡眠至關重要。

下面，我就我本人的日常生活經驗所得總結出來，供大家參考。

一、**棉被**。棉被歷史悠久，使用廣泛，有著深厚的群眾基礎。但極少部分有些無良商家用「黑心棉」魚目混珠，極大損害了消費者的健康。下面我教大家怎麼辨別「黑心棉」：

第一是手感。用手握住棉絮然後鬆開，如果棉絮能很快恢復原狀，說明其纖維彈性好。

第二是眼觀。品質好的棉絮一般色澤柔和，呈潔白或乳白色，而黑心棉看上去有雜質，有粗糙的感覺。第三是鼻聞。好的棉絮應該沒有味道，黑心棉則可能有藥味、黴味等異味。

二、**纖維被**。纖維被是所有棉被中價格最便宜，分四孔、七孔、九孔、十孔等，纖維孔數越多，其保暖性、彈性、透氣性也就越好。所以要盡量選擇纖維孔比較多的棉被。纖維被可以直接放入洗衣機洗滌，或是用冷水手洗，但清洗時要選用液體洗滌劑，洗滌時間不宜太久。晒後不能拍打。

三、**羽絨被**。羽絨被的填充物為鵝絨或鴨絨，是最輕盈的棉被，乾爽、吸濕、透汗，能吸收人體散發出來的濕氣，並將之排出被外，從而使人體維持在一種恆溫的狀態下，入睡時不會有潮濕的感覺。最適宜老人、孕婦使用。此外，羽絨被非常耐用，不板結、不變形，通常壽命長達二三十年。羽絨被要放在室外晒的話時間控制在一小時左右就行了，注意一定不能拍打，否則羽絨會斷裂成細小的「羽塵」，影響保暖效果。

四、**蠶絲被**。用百分之百桑蠶絲做填充物的蠶絲被，具有貼身保暖、蓬鬆輕柔、透氣保健等作用。也因蠶在生長過程中不能接觸農藥等化學物品，因此蠶絲被也被稱作「綠色」環保產品。蠶絲被要晒的話，只需平放在午後溫和的陽光下晒一小時左右即可，不宜曝晒，也不可水洗，一旦被褥面布受汙染，可用少量水進行刷洗，並用熨斗低溫墊布慢慢熨乾，但注意勿使熨燙部位受熱時間過長。

五、**羊毛被**。羊毛被由於材質具有良好的捲曲特點，可以說是最貼身的棉被了，保溫性最好。儘管它在透氣性上比羽絨和蠶絲略低一些，但由於羊毛不易產生靜電，對於老人或哮喘患者尤為合適，不會像羽絨被那樣跳絨，誤入呼吸道中，造成不適，也要比蠶絲被更壓風，因此也非常適合小兒使用。羊毛被不需頻繁晾曬，也不可暴曬，高溫會使羊毛產生腐臭味。需要清洗的話，不可水洗，只能乾洗。

因此，選一床適合自己的棉被，對自己的睡眠至關重要。

側臥，仰臥，那種方式更健康？

曾經，在網上看過一篇這樣的文章，說是觀察夫妻的睡姿，可以看出這對夫妻的關係，以及各種睡姿給自己身體所帶來的隱患。這篇文章的轉貼率高，轉載的朋友都會在這篇文章中對比自己的姿勢，檢查夫妻關係是否有變化。

後來，我又聽說過一個日本關於睡覺的笑話，說是丈夫如果要與妻子離婚，只要找一個藉口，抱怨妻子睡覺的姿勢不好看就可以了。因為日本人認為，人睡覺的姿勢，反映了她的教養程度。

當然，這僅僅是一個笑話。不過，可以肯定的是睡覺的姿勢對人的睡眠有很大的影響。中醫有「不通則痛」之說，良好的睡眠姿勢，保證全身氣道通達，血絡順暢，可以調氣養神，濡養脈絡，消除疲勞，滋養精神。「坐如鐘、站如松、臥如佛……」，可見，我們的先人對於睡姿一直是有講究的。

日常生活中，大約有百分之六十的人選擇仰臥睡姿，這樣睡的優點是不壓迫身體臟腑器官，缺點是容易導致舌根下墜，阻塞呼吸。因此，打鼾和有呼吸道疾病的人不宜仰臥。

年輕人或者有特別睡眠習慣的人會選擇俯臥，採用這種睡姿的人睡覺時會感到安全，也有助於口腔異物的排出；同時對腰椎有毛病的人有好處，但是會壓迫心臟和肺部，影響呼吸，患有心臟病、高血壓、腦血栓的人不易選擇俯臥。

生活中，很多人會採取側臥的睡覺姿勢，但這種睡姿容易讓人在睡覺時翻來覆去，產生不穩定的睡眠，而且，由於人體心臟位於身體左側，左側臥會壓迫心臟、胃部，尤其對於患有胃病、急性肝病、膽結石的患者不易採用左側臥。還有一些人喜歡在睡覺時朝向右側，這樣睡眠的好處是不會壓迫心臟，睡眠有穩定感，但會影響右側肺部運動，不適合肺氣腫的患者。

另外還有一些人喜歡蜷縮著身子睡覺，像個小蝦米。不過，這不是一個好姿態而且對你的背部和頸部也會帶來傷害。蜷縮著身子睡覺時候，會造成背部的血液不流通。中醫認為，血脈不暢就會有虛症產生。所以不論是坐著、站著，甚至是躺著時，都應該把姿勢調整到最舒服的程度，不要老是彎著腰。對於長達七、八個小時睡眠而言也應該讓全身舒展而眠。

也許，有讀者會問，仰著睡不好，趴著睡不好，側著睡也不好，難不成要站著睡？其實，早在幾千年前，《千金要方·道林養性》就指出了正確的睡覺姿勢：「屈膝側臥，益人氣力，勝正偃臥。」這句話是主張以側臥為宜，但這裡的「側臥」之說，是指「半側臥」，保證了全身部位的放鬆、氣血的順暢、臟腑的通達的「半側臥」之說。

然而，我個人對此確有另一番見解：有的人喜歡仰著睡，有的人喜歡趴著睡，有的人喜歡側著睡，有的人喜歡像胎兒一樣蜷縮著身體睡覺……睡覺姿勢因人而異，千姿百態，如果你說哪種姿勢對人最舒服？只要你自己覺得舒服，那就是最好的睡眠姿勢。即便你不習慣側臥也沒關係，因為入睡以後，人體每二十分鐘就會自動變換睡眠的姿勢，透過翻身來調節僵硬的肌肉和歪斜的身體。所以說，不好看的睡相也可能是舒適睡眠不可欠缺的要素噢！

輪班和夜貓子該如何調理睡眠

「晚上在固定的時間睡覺，白天在固定的時間起床」，這對大多數人來說都是再平常不過的事情了，可對於那些需要晚上加班的人比如醫生、護士、二十四小時營業的便利商店的雇員以及特殊工作職位的人來說，卻是一件奢侈的事情。

我有一個高中女同學和我年齡相仿，畢業後她留在老家，頂替父親的工作在發電站上班。去年冬天，我專門回老家探親，順便和老同學聚一聚。當我看到她的第一眼，我簡直認不出來了，原來稱得上班花的她，如今卻穿著厚厚的素色棉襖，把全身裹得嚴嚴實實，頭髮少得可憐，滿臉皺紋，臉色毫無光澤，這四十多歲的人看起來像六十多歲的老太太。

於是，我的職業病又開始犯了，一頓旁敲側擊打探一番才明白，我這位同學由於發電站工作的特殊性，長期輪班，把自己的生理時鐘嚴重打亂了，導致自己的內分泌紊亂、免疫力下降、胃腸功能失調等多方面問題，表現出焦躁不安、脾氣暴躁、失眠多夢、記憶力下降等症狀，而且她的月經週期經常的不規律，為此弄得她很煩躁。所以，她現在最大的心願是再熬幾年就可以退休了，只是希望這幾年過得快一點。

情況了解清楚後，我感慨萬分。工作是自己選擇的，也是自己生活的重要收入來源，如果我們無法丟棄工作，那就只好從別的途徑提高生活品質，改善睡眠。而對於那些無事可做上網通宵聊天、打網路遊戲以及出席各種俱樂部一夜到天明的夜貓子來說，我勸你們還是不要太過留戀「外面世界的風花雪月」，早點回到自己的「安樂窩」去，要不然你的身體遲早會出問題。

長期熬夜，首先傷害的是你的肝臟。已有足夠的證據顯示長期熬夜會影響免疫系統的功能。針對需要輪夜班的工作人群所做的體檢報告也顯示肝功能異常的比例比一般人高。前面我們了解到二十三點～三點，最適合人們睡覺，也是肝臟解毒和養肝血的最佳時間。長時間熬夜，身體超時工作，免疫能力會下降，抵抗力同樣也會下降。而肝血不足，皮膚失其所養，會出現乾燥，失去彈性，晦暗無光。如果再加上內分泌失調會使皮膚（尤其是年輕人的皮膚）容易出現痤瘡、粉刺、黃褐斑、黑斑等問題。特別是那些文字工作或操作電腦的「夜班族」，常出現眼乾澀、目赤或伴疼痛等症狀，究其根本為陰血不足，目失所養，並加之肝腎陰虛，虛火上升，以及長時間眼疲勞造成的狀況。

另有證據表明，不規律熬夜比有規律的「夜班族」，對健康危害更嚴重。尤其對那些間斷性（不規律）晚睡的白領而言，頻繁調整生理時鐘，其身體損害更糟糕。此外，長期熬夜者更容易遭受癌症之害，因為癌變細胞是在細胞分裂中產生的，而細胞分裂多在睡眠中進行。熬夜使睡眠規律發生紊亂，影響細胞正常分裂，從而導致細胞突變，產生癌細胞。

因此，對於那些因為工作需要確實需要熬夜的人來說，我建議大家盡量調整好自己的生活規律，讓你的身體在固定的時間固定發出工作或者休息的訊號。

在這裡，我給大家提幾個小建議。

第一，如果非得在深夜工作不可的話，先在工作前睡上幾個小時。睡覺時間越接近夜班時間，對防止工作時睏倦越有效，這樣就能保證一天的睡眠時間了。

第二，重視我前面提到的「子午覺」睡法，睡好了子午覺，你的一天精神也足夠了。

第三，上夜班的時候，抽空小睡幾次，哪怕是二十分鐘，也有很大作用。也可以飲用紅茶、咖啡等含咖啡因的飲料來提神。

第四，早上下班的話，盡早回家入睡，不要拖拖拉拉，弄不好的話你會給你的身體造成負擔。

第五，改善你的睡眠環境，換上遮光窗簾，如果沒有的話戴上眼罩也是可以。為避免各種聲音干擾，你還可以戴上耳塞或毛巾蓋耳朵睡覺。

第六，當然了，一頓含有豐富的維生素C和B群的早餐時必不可少的。更重要的是別忘了洗個舒服的熱水澡，這樣，你一天都會有好夢。

這個假日，你打算爆睡？

談到假期，每個人都會興奮，特別是那種難得的七天長假，別提多麼期待它的到來。在那不長不短的七天中，可以收拾很久沒動過的屋子，可以逛街買下心儀的物品，可以約上三五好友聚會，還可以來一個刺激的長途旅行……總之，要做的事情太多了。

這個假日，你打算爆睡？

兩年前的春假，我也湊了把熱鬧和家人去了一趟旅遊，返程票剛好訂在早上七點多，那會正是上班的高峰期間。為了能盡快到家，我們就沒坐計程車，而是奔向捷運。一上捷運，看到車廂裡那一張張臉色無光、眼睛無神的面容我就納悶了：一車廂的人有一些是低垂著腦袋在睡覺，站著的人則是無精打采，只有少數人滑手機或看報紙。按道理不應該是這樣，放假都做什麼去了？

正當我迷惑不解時，旁邊有兩個年輕議論起來了。

「哎，你這個假期都什麼了？」

「我？什麼也沒做。頭兩天睡覺，覺得睡夠了吧，就去找朋友搓了一晚上麻將，過了一把手癮。最後兩天，本想好好養精蓄銳，結果又被叫去唱歌一晚。不瞞你說，從昨晚六點開始睡，一直睡到今天早上六點半，要不是鬧鐘吵我，我大概還不會醒。」

「哈哈哈……你的情況怎麼跟我差不多。我也是剛開始兩天一頓狂睡補眠，中間叫上幾個朋友一頓大吃大喝大玩，後來兩天本想好好休息休息吧，結果又臨時有約會。這假過得，還不如上班清閒。」

……

聽到這裡，我陷入了沉思，好好的一個假期怎麼一開始就變成了用「爆睡」來打發日子呢？

雖然現在的生活壓力大，但也不能過度「補眠」，而且應當抓緊機會調整平時不健康的睡眠規律，養成早睡早起的好習慣。平時生活較規律而在假期過度「爆睡」，會擾亂體內生理時鐘的規律，使內分泌激素出現異常。長時間如此，則會精神不振，情緒低落。經過一夜的休息，早晨肌肉較放鬆。醒後立即起床活動，可使肌肉血液循環加劇，血液供應增加，從而有利於肌肉纖維的增粗。而「爆睡族」肌肉組織長時間處於鬆緩狀態，肌肉修復差，代謝物未及時排除，起床後會感到腿痠軟無力，腰部不適，還影響其記憶力，降低學習和工作效率。

整體來說，爆睡會給你帶來以下幾種後果：

一是使得腦供血不足，頭昏腦脹，腦組織供血不足。長時間處於睡眠狀態，人體的血液循環也會失去原來的規律性，導致腦組織供血不足，長期處於缺氧狀態。

二是會造成消化不良。「爆睡族」打破了正常的生理節奏，引起內臟功能紊亂，尤其會對腸胃的消化、吸收產生負面影響。比如有的「爆睡族」把三頓當作一頓吃，結果導致爆睡一天後，身體大部分組織器官還處在代謝緩慢的狀態，而這時胃腸卻突然被「喚醒」，進行高強度運作，造成身體部分狀態不平衡，不但影響了晚間睡眠品質，更易導致消化不良。

三是會引發便祕。有的「爆睡族」整天懶於下床活動，人體的排泄功能受阻，從而導致便祕。

此外，如果爆睡數天還會誘發其他疾病，如情緒功能和循環系統功能紊亂等，高血壓、高血糖、高血脂的「三高」患者尤其要注意別睡太多。

我想說的是，不管三天放假也好，七天放假也罷，大家都要有勞有逸，千萬不要大吃大喝臥床爆睡，毀了身體。

試想一下，一台每天同樣頻率工作的機器突然停止不轉了，既不給維修，也不給加油，還硬塞了許多雜物幾乎是二十四小時運轉，你說這台機器能不罷工嗎？

所以，大家不要以為假日補眠就是恢復精力的方法，太過了就會適得其反。

第5章　好想睡覺：睡眠先睡心

要想睡得舒適，不但要注意側身屈膝的姿勢，保持按時上床的習慣，而且還要注意先把「心」安下來，這樣才能一枕黃粱。可見，睡眠的過程，睡眠是標，睡心是本。對於失眠者來說，與其熬煎於輾轉反側，不如先睡心，後睡眠。

做夢是睡眠不佳，還是睡得好？

每個人都做夢，但大多數人醒來後不久就忘記夢了，最多只留下某些感覺。經常聽到有人說：「昨晚沒有休息好，做了一夜的夢」、「我晚上夢多，簡直沒有睡著」。於是，這一天學習、工作起來似乎還真感到有點精神不振、精力不足，彷彿做夢真的耽誤了休息。

記得有一天，晚餐後我照例去公園鍛鍊。正當我揮拳甩腿時，一位五十來歲中年婦女突然叫了我一聲「老師」，回頭一看，這不是社區王大姐嗎？我隨口問了句：「王大姐，平常你好像不怎麼來鍛鍊吧！今天怎麼有空呢？」

「老師，你不知道，最近這段時間，晚上我總是睡不好覺，老做夢。聽人說增加運動，可提高睡眠品質，我也來試試。」王大姐一臉的憂愁。

我就趁機勸解和她說：「做夢就做夢，你照樣睡你的覺。」

王大姐又說：「可是聽人說晚上老做夢的話，就是睡眠品質不高。我大概是更年期要來了，所以睡覺總煩悶。」

我一聽，便笑起來，現在的中年婦女身體上稍微有一點小問題就和更年期扯上來了，其實並非如此。於是，我半開玩笑的問：「那昨晚你都做了什麼夢啊？」

「什麼夢？我都數不清，大概有四五個夢，不過一早上起來就記不大清楚具體是什麼了。」說這話的時候，王大姐好像在數到底做了幾個夢。

一聽到她這麼說，我便明白了幾分，於是安慰她：「你這是正常現象，根本就不用太在意。一個晚上做好幾個夢，幾乎大部分人都有，因為人的睡眠分為深眠和淺眠。在淺眠中，人才會稍微有意識，才會做夢。而處在深眠就是你睡得正香的時候。一般來說，深眠和淺眠是每隔九十分鐘交替出現的，所以你才會出現一個晚上做好幾個夢的經歷。」

一聽我解釋得這麼清楚，王大姐臉上立馬愁雲散開：「這麼說，我這是正常現象？」

「是的，很多人想求美夢都求不來。如果你吃得下，睡得香，有美夢，那就是身體好。」我進一步打消了她的疑慮。

「真的？謝謝你，老師。我就不陪你鍛鍊了，我那邊還約了幾個姐妹打麻將，我先走了。」話音剛落下，人就走了好遠了。望著她遠去的背影，我想：今晚王大姐的夢中會不會有我出現呢？

夢，相信每個人都有。孔子以「吾不復夢見周公矣」之言，隱喻周朝禮儀文化的失落。因此，夢，經常被稱為「周公之夢」或「夢見周公」。聖人會做夢，凡人一樣如此，夢是所有人生活中必不可少的調味料，夢境中的一切也許令你如痴如醉，也許令人驚心動魄，真是回味無窮呀！

然而，按照一般人的觀念來講，晚上睡覺接二連三的做夢是大腦不曾休息或休息不好的表現。其實，這種舊觀念是不對的。做夢並能回憶夢境並不是睡眠不深的指標，也不能說做了夢就表示不曾睡好。夢是一種普遍的生理現象，不管你有沒有夢的回憶，或有沒有夢感，你每天晚上都必定做四五次夢。

隨著現代心理學的進展，對夢的研究越來越深入，千百年籠罩在夢境中的神祕面紗被漸漸撩開，「有夢睡眠有助於大腦健康」，是研究結論之一：即夢是大腦調節中心平衡身體各種功能的結果，夢是大腦健康發育和維持正常思維的需要。科學家認為，人的智慧潛力是很大的，在一般情況下只用了不到四分之一，另外四分之三潛藏在無意識之中，做夢便是一種典型的無意識活動。透過做夢重新組合自己的知識，把新的知識和舊的知識合理結合起來，進行整理、儲備，最後存入記憶的倉庫之中，使知識成為自己的智慧和才能。這也正是「日有所思，夜有所夢」這句話的最好證明。

由此看來，做夢本身對人及睡眠都有一定的益處，除非你夜夜驚夢不得安眠。果真如此的話，則應找醫生看看。而一個美好的夢也許會是你的期待，也許會是你許久思考的期待的答案。據說，俄國著名文學家伏爾泰常常在睡眠狀態中完成一首詩的構思；苯分子的環狀結構是德國化學家凱庫勒在夢中發現的。

想睡踏實？別把明天的事情放在大腦中

如何才能睡一個好覺，宋代蔡季通〈睡訣〉中早就告訴人們「先睡心，後睡眠」，也就是說睡覺時要先讓身心安適，切勿想入非非。正所謂「無憂才是入睡方」，應注意心胸寬廣，待人處事寬宏豁達、把握情緒，做自己情緒的主人，心裡無所牽掛，自然安然入睡。

然而，生活這本書實在是太複雜了，裡面總有各種各樣的問題等著你來處理，不得不準備的考試、無聊極致而又不能缺席的會議、明天早上要交的提案……諸如此類的問題總會占據著大腦，即便是躺在床上，閉上眼睛，思緒還在不停的轉動。

但事實上，你想得越多，思緒就越亂，思緒越亂，就越找不到答案，因此會變得十分焦慮，在床上滾來滾去，甚至踢床踢被，借此發洩一下自己的情緒，可這些都無濟於事，只會越來越睡不著。一天兩天，你的身體或許可以承受，但當這種情況變成了習慣，就會嚴重減少你的睡眠時間，同樣你的身體必將受到一定程度的摧殘。

曾經，我收到過一封來自知名大學的男生給我寫的一封求助信。信上說不知道什麼原因交往兩年多的女朋友突然提出和他分手，態度非常堅決，沒有絲毫商量的餘地。為了找到原因，他苦思不得期解，每天回到寢室就一個人悶著棉被想，睡夢中在想，晚上十點學校熄燈的時候在想，半夜兩點大家都在打呼的時候還在想，想著想著，後來有一天發現自己一般在半夜兩點以前都睡不著覺。每次睡覺前的這段時間最難熬了，而自己又即將畢業，壓力特別大，不知道該怎麼辦？

很多年過去了，可這封信一直珍藏在我的記事本中。每當我心中亂如麻團而難以入眠時，我都會拿出來翻翻，激勵自己，告誡自己，不要把明天要做的事情帶到床上去。因為我從幫助他人擺脫失眠煩惱的工作中，深刻體會到：工作重要，家庭重要，但你的睡眠也很重要。

因此，睡眠之前必須保持大腦安靜、情緒平和，切忌憂慮、惱怒。若你需思考當日所做的事情或次日應做的事情，那你應該在上床前處理完。如果你在床上總是擔心明天的工作，又控制不住自己去想這些，你就應該在睡覺前單獨拿出一些時間，把你關心的問題寫下來，把你採取行動的計畫寫出來，歸納成為簡明扼要的幾點；如果在晚上睡覺的時候，這些麻煩又找你來了，那你就可以告訴自己，我已經把這些問題想過了，都解決好了，可以安心的睡覺了。

像這位男生，我的建議是如果自己一個人想不明白，可以問問對方原因。能挽回的話就盡量挽回，不能挽回的話，就算了吧！這只能說明你們沒有緣分，有緣無分的愛情是開不了花的。

當然，要在臨睡前停止大腦的思考，對一些人來說可不是件容易的事，比如我曾經是個急性子的人，心裡藏不住事，什麼事情都要在睡覺前解決，可是有些事情不是當天就能解決掉的。怎麼辦呢？

後來，我自創了一套安慰自己的方法，那就是允許把事情多放一天，等到明天來解決，這樣今天就可以睡覺了。而如果明天我確實努力了，但事情沒有完成的話，我就可以這麼安慰自己：至少我已經盡力了，今天我也可以安心睡覺了。

另外，在睡覺之前可以試著給自己的身體發出睡覺的訊號：比如放鬆心情，欣賞著自己喜歡的音樂，做一套簡易的體操等，每天都做固定的事情，就能使人條件反射似的進入睡覺狀態。

害怕黑夜不能入睡，你也許需要修復童年的創傷

有段時間，每天晚上吃晚餐，我都取消了出去鍛鍊的計畫，改成坐到電視機前看電視，電視的名字我記不起來，但裡面的內容卻記憶深刻。

這部電視劇詳細的展示了兩位男女主角的內心世界，而這種痛苦的內心掙扎竟然來自於童年時期受到過的心靈創傷。裡面的女主角我很喜歡，是一位二十多歲的外科大夫，才貌雙全，是科室裡業務菁英，是醫院培養對象。但從小學開始，一直有個噩夢纏繞著她，最後她甚至因為這個噩夢而辭去工作。奇怪的是，幾乎每天晚上她都做同一個夢，夢見自己在一堆廢墟中行走，走到一張破舊的樓梯邊，上面一條巨大的蛇向她撲來。她害怕極了，拼命後退，卻看見姐姐滿臉陰險的表情。她掉進了深淵……然後噩夢醒來。

為了解開這個夢境，她回到童年住過的農場。回想起有一天，她跟隨姐姐和朋友一起捉迷藏，眼睛被蒙住，結果腳被玻璃刺破。姐姐隨便用布包紮了一下，就叫她自己走回家，她哭著說：「姐姐，我疼，走不動。」但姐姐很凶的叫她回家，然後帶著朋友走了。她一個人在廢墟中邊哭邊走，走到破舊的樓梯旁邊，一個可怕的老頭將她騙到房子裡，摧殘了幼小的身體和心靈。

所以，才會在成年後，她的夢中老是出現蛇糾纏的樣子。而根據佛洛伊德的精神分析理論，夢中的蛇與「性」有關，代表了她童年的性創傷。幸運的是，她知道噩夢與童年創傷有關後，盡力去調整自己，借助心理學書籍，處理了自己的情結，整合了心理的陰影，恢復了心理健康。

害怕黑夜不能入睡，你也許需要修復童年的創傷

這個故事讓我思考了很多，因為電視劇中所講述的場景離我們的生活並不遙遠。不久之後，我便接到了一封類似的求助信。信的內容大致如下：

老師：

請原諒我用這種方式尋求說明。雖然我是一個二十歲孩子的母親，可不知道為什麼這麼大歲數了，膽子還是這麼小，一個人睡覺總也睡不著，總覺得有什麼事情要發生，開著燈，迷迷糊糊到天亮。

不過，這個問題不是第一次了。很小的時候就很怕一個人在家，一個人睡覺，好累啊！為此，我的身體很疲憊，眼睛累得不行，剛迷糊了一會突然又覺得哪裡不對了睜開眼睛，很不放心很沒有安全感，明知道什麼事情都奇怪的事情都不會發生，但就是不敢睡，無法控制自己。

老師，不知道你是否理解我這種情況，但請你無論如何一定要給我回信。我期待著你的福音。

一個孤獨徘徊在黑夜的人

我當然能理解這位母親的處境，多年的工作以及心理學知識告訴我，像這種總是懼怕黑夜、做噩夢等都是在童年受過類似的心理創傷事件，比如鬼故事、被人拋棄在黑房子裡等等情況都有可能導致這種情況的發生。

其實，我們很多人在童年或者過去都有過創傷的經歷，只不過內容不同，有的是由於父母離異缺乏家庭的溫暖，有的是因家境貧困而自卑，有的是父母教育方法不妥而承受巨大的痛苦，有的是感情受到傷害等等。但是，這裡有一個受傷後及時處理、發洩出來的問題。如果受傷後能理解和周圍的人一起解決，得到安慰和理解，就會過去。而如果自己悶在心裡或者由於年齡太小，不懂得怎麼解釋緣由，那麼就會留下一輩子的遺憾，成年後便會成為困擾自己的問題。

現在，很多知性父母和育兒專家都提倡在孩子開始探索周圍環境的時候，不要用恐怖的東西諸如「老虎」、「黑」來嚇唬，讓孩子擁有一個陽光的心態。這一做法和我所講的問題剛好不謀而合。

像這位女性患者，我的建議請她在家人或者可以信任人的幫助下，正視「怕黑」這件事，敢於剖析自己，積極尋求幫助，解開心裡這個千千結。如果沒有引發其他的心理症狀，那麼可以透過催眠來打開心結，解決問題。

當你遇到突發事件，你會難以入睡？

幾乎每個人都希望自己的一生過得平坦，可當他自己真的平坦走到盡頭時，卻總是遺憾自己的一生過得太平庸，上帝幾乎從來都沒有考驗他，體現他的價值。可當真的有事情來考驗他的時候，卻又總是抱怨為什麼上帝要這麼對待他，考驗他？

如果我是上帝的話，也會覺得無能為力，只會說一句話：「做上帝也好難啊！」當然，平坦的過一生這種機率幾乎不可能發生，所以上帝總會時不時的考驗你。當突如其來的考驗來臨時，你會怎麼對待呢？

在我的印象中，李女士是一位知書達禮、有涵養的女性，而且她還是一位律師，很多人仰慕的職業。每個月的都會定期的去美容院做保養，所以四十多歲的人看起來像三十多歲似的。

然而，二〇〇二年，因為家人捲入一場勞資糾紛，她率先出馬，多次出入各個部門，取證找材料，可誰知這官司一打就是六年。六年來，把李女士折磨得筋疲力盡，每天晚上入睡前都在想著這件事情，翻來覆去，要在床上想好幾個小時，一般要到後半夜才睡覺。但一睡下，只要外面有一點點聲音，就睡不著。

剛開始，她以為自己是想得太多睡不著，可後來即使不想，也睡不著，整個人特別煩躁，脾氣特別差，精神狀態也特別不好。於是，她便找這方面的知識，最終判斷自己是得了憂鬱症。最嚴重的時候，她甚至想過輕生。

後來，經朋友介紹，來到了我的診室。見到她的第一面，我簡直無法將她本人和思維縝密、滴水不漏的律師職業畫上等號，看起來就是一個戰鬥力極強的躁鬱症病人，一方面執著於自己的專業，一方面又深陷入家人的困境中而無能為力。很明顯，這種矛盾深深折磨著她，摧殘著她。

其實，人的一生中，難免會遇上一些突發事件，我們如何來應對呢？是應該認命，還是困境中崛起？

很多人在遭到挫折的情況下，會更加倍努力，發憤工作，以取得更大的成績和成功來彌補自己某些方面的不足和缺陷，比如司馬遷、貝多芬等就是典型的例子。也有不少人在遭遇突如其來的變化時，會聰明的逐步轉移自己的注意力，比如選擇一些康樂活動，或培養其他的業餘愛好，或參加社會團體活動和社會公益活動，與親朋好友交談，交換意見，傾訴自己心中的煩惱和感受，尋求安慰和忠告，以緩解精神壓力，彌補精神創傷。

還有一些比較樂觀的人，當處於尷尬、難堪的困境時，用幽默來化險為夷，或故意開玩笑，說俏皮話或說幽默小故事等自我解嘲，以便減輕煩惱與緊張。英國著名化學家法拉第，年輕時身體不好，加上研究工作十分繁忙，用腦過度，經常頭痛失眠，情緒憂鬱。他向一位名醫求治，名醫沒給他任何藥物，只留下一句話：「一個小丑進城，勝過一打醫生。」法拉第悟出了其中的奧妙，常去看馬戲團、幽默喜劇，樂而忘憂，久而久之，其健康狀況大為改善，活到了七十六歲高齡。

而一部分理智型的人在遭到重大事件刺激後，會冷靜的思考，理智分析事件的前因後果，盡量的克制自己的情緒反應，保持內心的寧靜，並妥善的處理續後工作，盡可能的減少損失和糾正不良影響。畢竟身體是改變的本錢，如果你把自己都拖累，你還有什麼資本去鬥爭？

遺憾的是，李女士並沒有悟出這個道理，而是自己一個人扛著，最終拖垮了自己，讓自己過了六年非正常生活。

慶幸的是，李女士最終也認識到了失眠所產生的憂鬱症對自己帶來的嚴重後果。針對她的情況，我給她採取了一個綜合性的治療，一邊給她進行拔罐這種傳統治療法並配合一些去肝火的中藥，另一方面，又給她進行一些心理方面治療，打開她的心結。

可喜的是，六年後，李女士的勞資糾紛案最終勝訴了，她的一塊心病終於解決了，精神狀態也好了許多，再加上定期的接受輔助治療，李女士逐漸過上了原來那種略帶小資、略帶優雅、略帶個性的生活了。

睡眠強迫症離你有多遠

當過父母的人在給孩子餵飯的時候，都有過這樣的經歷：如果孩子不想吃飯或者已經吃得很飽的前提下，你硬給孩子餵飯，就會很抗拒你，大喊大叫，即便餵到嘴裡也會吐出來；如果孩子不喜歡吃這個菜，你硬塞給他吃，也會毫不猶豫吐出來；如果孩子今天突然玩得特別高興，而你硬拉他上床睡覺時，也會反抗，甚至會大哭一場。

每每這時，若有其他人在場，都會勸解道：「隨他去吧，他還是個孩子呢！」

如果想遠一點，把這種情況延伸到你睡覺上來，你也會發現自己總是在強迫自己做不喜歡的事。

比如：有些人好像神仙似的，能夠預見到自己晚上會失眠，並因為害怕失眠、想及早入睡而產生緊張情緒。但越是關注睡眠、越是想快快入睡，大腦中越是會出現一種相反的聲音「別睡」，所以儘管每天早早上床，然而最終卻只能睡著一個鐘頭。

還有些人每天晚上在十二點鐘聲不敲響之前是不會睡覺的，有時雖然很睏了，但不知什麼原因就是不想睡；縱使躺在床上也睡不著，有時甚至一碰到床就一點睡意也沒有了。到了夜晚，明明是應該上床睡覺的時間，大腦卻通知你「不能睡」。有時將近午夜，雖然明顯可以感到睡意的襲來，但就是執拗的不願意閉上雙眼……

睡眠強迫症離你有多遠

如果你有以上情況，我會很遺憾告訴你，你離睡眠強迫症不遠了。由於夜間無法正常休息，所以第二天你會身心疲憊、不足以把精力投入到正常活動之中，雖然想起昨夜的情況會很後悔、很懊惱，但卻始終無法逃離這種循環。

一般來說，睡眠強迫症是由於平時壓力過大以及人體生理時鐘失調等方面的相互作用而導致的。然而，一旦走入這個循環，患者就會感到痛苦不堪，每天晚上一到睡覺時間，就條件反射似的睡不著，越睡不著就越強迫自己去睡，越強迫就越睡不著，長期下去就變成了一個惡性循環。

曾經，有一個患者給我講述過這樣一個情況：我是單親家庭長大的孩子，一直和媽媽一起生活。以前臨睡前，媽媽喜歡檢查瓦斯開關然後才睡覺。後來，有一次我一個人住了半個月，每次媽媽都在電話裡叮囑讓我睡前檢查瓦斯是否關好，後來，就養成了這個習慣。

三年過去，我也長大了，但由於最近升學壓力和就業等，我這毛病愈演愈烈。讀書時，晚上本來只是簡單查查書本帶了沒有，現在會去看燈看水龍頭、看窗戶、看茶杯，反正總覺得什麼都沒有關好弄好。但只要天一亮就沒有這症狀，只要一到晚上就習慣會這樣，弄得我周圍的人都跟著我很緊張。

如果是陌生人跟他一起生活，大概也會跟著緊張起來，然後睡不著覺。其實，如果追根究柢，我們就很快能找到謎底——缺乏安全感。因此，我要做的是幫助患者重建自己的安全感，抹掉心裡的黑影。

也許有讀者會質疑，我講的這個案例和我們今天講的睡眠強迫症沒有什麼關係。恰恰相反，透過這個具體的案例可以展現出：一個不好的行為一旦形成習慣，便會像吸毒一樣，深陷下去，難以自拔。

所以，對比一下你的狀況，如果你有類似的症狀，一定要儘早諮詢醫生，在萌芽的時候就將其消滅掉。

第6章 順時而眠：春夏秋冬的安睡之道

《內經．四氣調神大論篇》：「春三月，此謂發陳，天地俱生，萬物以榮。夜臥早起……，夏三月，此謂蕃秀，天地氣交，萬物華實。夜臥早起……，秋三月，此謂容平，天氣以急，地氣以明。早臥早起，與雞俱興……，冬三月，此謂閉藏，水冰地坼，無擾乎陽，早臥晚起……。」四時有春溫、夏熱、秋涼、冬寒的規律之變，懂得養生之道的人，無不注意順應自然，生長收藏的規律，應四時而調節起臥，天人合一，才能健康的生存。

春眠不覺曉

每到春天，人都會不自覺的犯睏，人們稱之為「春睏」。春睏最早出現在宋曾鞏的〈錢塘上元夜祥符寺陪諮臣郎中丈燕席〉詩中：「金地夜寒消美酒，玉人春睏倚東風。」清富察敦崇〈燕京歲時記．打春〉：「是日（立春日）……婦女等多買蘿蔔而食之，曰咬春，謂可以卻春睏也。」葉聖陶〈城中．微波〉：「此外完全寂然，什麼東西都在春睏呢。」

那麼，為什麼會出現春睏呢？在春天，我們睡覺的時候該注意些什麼呢？

人們常說，一年四季在於春。春季是萬物復甦的季節，「春三月，此為發陳，天地俱生，萬物以榮」。春回大地，冰雪消融，春雷春雨，蟄蟲始動，催發春機，物見欣榮。人體的陽氣也順應自然，向上向外舒發。在寒冷的冬天，人體皮膚比較冷，所以四肢和體表的血管呈收縮狀態，血流量減少，在全身血流量為定量的情況下，流經大腦的血液相對增加。到了春天，天氣暖和了，皮膚溫度升高了，體表和四肢的血管擴張，內臟的血液分流到體表微血管，腦組織血流當然就相應減少，大腦容易供血不足，腦組織的供氧就顯得相對不足，影響了大腦的興奮，春睏就出現了。

因此，春天睡覺是很有講究的。早在《黃帝內經》就有精闢論斷，「夜臥早起，廣步於庭，被毛緩行，以使志生。」就是講，人要適應自然界的變化，要適當晚睡早起，到戶外散步，悠然自得的舒展肢體，使精神活動寄望於大自然中。飯後、睡前閒庭漫步，不僅可消食化氣，還可無思無慮，心身得以休養，神清氣爽。

用中醫理論解釋的話，那就是陰陽調合的關係。人體陽氣的生發和閉藏的狀態，是與睡眠密切相關的。當我們清醒時，陽氣行於表、行於外；當我們入睡時，陽氣行於內、行於臟。因此，想使人體的陽氣像自然界的陽氣一樣能夠生發，就要減少睡眠時間，睡眠過多，極易使人體的陽氣鬱滯體內，不利於「春夏養陽」。

再者，春季養生，應注重精神調養。中醫認為：春屬木，在於肝，七情發於怒。應節怒暴以養其性，將胸中鬱悶之氣透過踏青觀花，信步於樹林河邊，以發散體內沉悶之氣，與大自然融為一體。飲食上，可以多食用辛甘之品發散陽氣，以助春陽。像蔥、棗、花生等溫性食品有利於護養陽氣，但要遠離大辛大熱之品，比如鹿茸、附子等，少食辛辣之品。春木當令，肝氣過旺，易木剋脾土，導致中土虛弱，胃不和，睡眠不穩。食宜酸甘，以養脾氣，再配以綠色時令蔬菜，比如馬蘭頭、枸杞頭等清爽之品，以達清肝、爽口、安神作用。但對於某些容易在春季發病的人，如高血壓、皮膚過敏等，往往是由於陽氣升發太過所致，則要注意飲食方面適度增加酸涼味食物，如烏梅、酸蘋果、葡萄、臍橙等，這樣可以避免這些疾病的發生。

總之，人生於天地之間，其生命活動就要與春夏秋冬的「生」、「長」、「收」、「藏」保持一致。根據四季變化來調整自己的作息，順應自然，能夠改善睡眠品質，達到很好的養生作用。春是萬物開始生長之季，天地之氣此季開始萌發，故春天的睡眠應該是「夜臥早起」。

最後，讓我們一起重溫《素問．四氣調神大論》對春季的養生描述，細細品味其中的真諦：「春三月，此謂發陳，天地俱生，萬物以榮，夜臥早起，廣步於庭，被發緩形，以使志生，生而勿殺，予而勿奪，賞而勿罰，此春氣之應，養生之道也。逆之則傷肝，夏為寒變，奉長者少。」

夏季睡覺注意好

每年一到夏天，我們家附近的一條小巷子就熱鬧起來了，左右兩邊的小商鋪前擺滿了桌子，烤羊肉串等小吃料理，再來喝著啤酒，在清脆的乾杯聲中就開始了聊家常。這一聊就差不多要聊到半夜一兩點，有時候還會更晚，弄得附近居民意見紛紛，特別是那些有心臟病、高血壓、或者有失眠障礙的人更是夜難眠。

夏季是一年中最熱的時候，人也會相對比較煩躁而睡不著，於是經常出去吃夜宵到很晚才回家睡覺。然而，根據《黃帝內經》睡眠理論，夜半子時為陰陽大會，水火交泰之際，稱為「合陰」，是一天中陰氣最重的時候，也是睡眠的最佳時機。因此，夜晚在子時二十三點以前上床，就能進入最佳睡眠狀態。

現在很多公司在入夏以後，都在中午給了充足了午休時間，目的是讓員工在午餐之後可以進行短暫的午睡。看起來，這一個浪費時間的行為，而恰恰是這個短暫的休息能讓員工的精神煥發，全身心投入到下午的工作中去。這和我們前面講到的「睡好子午覺，為健康儲蓄活力」是一個意思。因為「午」時是人體經氣「合陽」的時候，有利於養陽，中午休息，最能養陰，睡眠效果最好，可以達到事半功倍的作用。

由此可見，均衡適度的睡眠對一個人的健康是非常有益的，能夠使人陰陽協調。按中醫的觀點「正氣存內，邪不可干，邪之所湊，其氣必虛」，就是說在正常的狀態下，如果陰陽處在一個很平衡的狀態，即使遇見了大風大雨異常的氣候變化，也不會得病。但如果外受風、寒、暑、濕、燥、火，內受喜、怒、憂、思、悲、恐、驚，讓人體自身的正常狀態被打破，這些伺機而動的致病因數就可能從十個變成一百個，一百個變成一千個……當它達到一定數量時，就可能侵害人體健康了，而此時人體正處於亞健康狀況，免疫力很低沒辦法抵抗，自然就生病了。

我本人原屬於急性子，一有事就著很焦躁，多年的工作經驗幫助我緩解不少。另外，每到夏天我都會喝人參生麥飲。聽著名字就知道，這道茶是由人參、麥門冬、五味子製成。這也是著名醫家孫思邈治暑熱的方子。這個方子的妙處在於，人體的陽氣每天都在不停的往外「跑」，導致內裡陽氣不足，所以需要用人參補氣；汗出得太多了，就用五味子收斂，斂心氣；天氣太熱，特別容易出汗，此時可以用麥門冬補充體液、養陰。除此之外，我還會服用一些秋梨膏。秋梨的金氣最重，開的花是白的，結果是在秋天。用一點秋梨膏，就不會在秋天到來的時候由於肺氣不降而生咳嗽。

整體來說，夏季養生，睡眠要好，子時入睡，早起不累，午時小睡，工作不累，喝生麥茶，吃秋梨膏，陰陽協調，保你健康。

秋季睡眠有講究

當太陽位於黃經一百八十度，陽光幾乎直射赤道時，便進入了秋分，這一天，晝夜幾乎等長。這時，南方地區候溫普遍降至二十二度以下，進入了涼爽的秋季，也有了「一場秋雨一場寒」的說法。

雖然，還有「秋老虎」的說法，但再猛的老虎也擋不住寒流的腳步，於是，在經歷了酷暑漫長的夏季之後，隨著逐漸轉涼的天氣，氣候宜人，實在是睡覺的好季節。

事實上，秋季應該從立秋算起。立秋過後，預示著炎熱的夏天即將過去，秋天即將來臨。古人認為立秋時陽氣漸收、陰氣漸長，人體的陰陽代謝也呈現陽消陰長的過度狀態，因此秋季養生應以收陰氣的原則。中醫認為秋內應於肺，肺在志為悲，故悲憂易傷肺，肺氣虛則身體對不良刺激的耐受性下降，易生悲憂之情緒。

那麼，在這個休養生息的季節裡，我們該如何睡好覺呢？

民諺有云：「早臥早起，與雞俱興」，意思是說，立秋後應早臥以順應陽氣收斂，早起還會使肺氣得以舒展。所以，秋季睡眠整體原則是早睡早起，以應秋候。這一觀點在《素問．四季調神大論篇》有詳細的解釋：「秋三月，此謂容平。天氣以急，地氣以明，早臥早起，與雞俱興。使志安寧，以緩秋形，收斂神氣，使秋氣平，無外其志，使肺氣清。此秋氣之應，養收之道也」。也就是說，在秋季的這三個月中，秋爽氣清，萬物收藏，人的起居調攝應與氣候相適應。經過一個相對少眠的夏季，秋季能注重好睡眠，正好借此予以補償。

說到早睡，幾點睡覺算是早睡呢？在農耕時代，人們是日出而作，日入而息，戌時晚上七點到八點被稱為黃昏，亥時九點到十一點被稱為「人定」。〈孔雀東南飛〉有這樣兩句詩：「菴菴黃昏後，寂寂人定初。」說的就是在晚上九點以後、十一點以前入睡。

然而，我身邊有很多長輩們，一年四季不管什麼季節都是早睡早起，經常黃昏時分就上床睡覺，到了早上甚至天還沒亮就睡不著。據我一個朋友了解到說，她母親是一個辛苦勞作一輩子的農村老太太，從來就不看時間，總是天亮就工作，天黑就睡覺。有一年秋天，她回老家看望鄉下的母親，很久沒見了，娘倆總有說不完的話，於是就在一張床上聊天，聊到很晚才睡。後半夜，她起床上廁所，看看旁邊的母親已經不見了，跑去廁所看看也沒有人，正納悶這大半夜的老太太去哪裡了，一轉身發現母親就在角落裡整理昨晚剛挖回來的花生。

朋友責備母親這剛剛才四點，怎麼不在床上睡覺，老人卻說這麼多年習慣了，總是起得很早，睡不著，白天只要不工作，坐在椅子上不到五分鐘就睡著了。聽到這裡，朋友一陣心酸，多年在外打拼賺錢，卻發現最愛自己的母親卻老了不少。

回到都市後，朋友特意找到我，和我聊起這事，希望尋求良方。其實，隨著年齡的增加，老年人容易氣血陰陽俱虧，出現晝不精，夜不瞑的少寐現象。古代養生家說：「少寐乃老人之大患」，而《古今嘉言》認為老年人宜「遇有睡意則就枕」，這是符合養生學的觀點的。再加上老年人身體抵抗能力差，一到季節轉變就容易生病，所以就要養成良好的睡眠習慣，順應季節的變化，做好「秋收」的工作，為「冬藏」做準備。

騎過馬的人都知道，人要有意識隨著馬的奔跑節奏而起伏，這樣才能做到人馬合一，人不累，馬也不累，才能跑得更快，跑得更遠，否則輕則把自己折磨得腰痠腿疼，重則被顛下、甩下馬背，落個傷殘，順應自然或是違背自然，結果大不一樣。入秋特別是秋分以後，人應該調整自己的作息時間，由夏天的晚睡早起，過渡到早睡早起，並且為冬天的晚睡晚起打下基礎。

冬季戀床不可取

有一年冬天，我去南部看望朋友，但一下火車，空氣中夾雜著潮濕的空氣讓我覺得呼吸都有點困難。南部的冬天像一個深居簡出的怨婦，一臉嚴厲，讓人渾身不適。遠不如北部的冬天狂風怒吼，陰雨綿綿，像刀割你的皮膚，卻能給予你無限勇氣。南部的冬天總是在無聲處冰涼你的心，寒冷由內而外，讓你毫無抵抗之力。

一到朋友家，發現他沒有暖和的暖爐，那種冷，濕冷濕冷的，我只好用熱水泡泡腳來暖和全身。向朋友打聽冬天裡怎麼過冬取暖？誰知，朋友卻說，他們這過冬最好的去處也就是床，基本上吃過晚餐七點左右，甚至更早就上床了。泡個熱水腳，厚厚的棉被沉沉的壓在身上，把自己埋到棉被裡，舒展一下冰凍的雙腳，一夜到天亮。早上家裡除了年紀比較大的人早起弄早餐以外，大家都喜歡賴床，差不多要九點才起床。

聽到這，我雖然臉上笑呵呵，心裡卻不敢苟同。

前文我們知道，對人最重要的睡眠是深眠，深眠一般出現在半夜四點以前，而過後基本處於半夢半醒的淺眠階段。在冬天，清晨醒後賴在床上，只是睡眠時間長點的問題，對健康沒有什麼影響。其實，這種習慣往往會帶來身體上的麻煩，因為人們賴床需要用腦，消耗大量的氧，導致腦組織出現暫時性「營養不良」引發的症狀。

如果你平常的生活比較規律，一到聖誕、元旦或者週休二日就賴在床上，則會擾亂體內生理時鐘，使腦垂體分泌的激素水準出現異常波動，導致白天激素水準上不去，夜間激素水準下不來，使大腦興奮與抑制失調，造成夜不能寐，而白天卻心緒不寧、疲憊不堪。

對此，美國芝加哥醫療中心的生物節奏研究室的研究人員專門對賴床行為進行研究，他們發現週末睡懶覺對絕大多數人來說並非好事，因為這會使生理時鐘紊亂，睡眠時間順延，使星期天晚上難以入睡，星期一早上昏昏沉沉，而這種紊亂狀態甚至需要數天時間才能恢復正常。因此，最好的辦法是根據四季的變化順應調節睡眠時間，保證每天、每週、每月甚至每年的同一個時辰醒來，這有助於調整體內的各種活動，使我們精力充沛的去迎接新的一天。

於是，短短待了兩三天後，我便藉故回到北部。到了北部聞著凜冽的寒風中夾雜著刺骨的濕冷時，我心裡特別舒服，那才是我熟悉的、喜歡的冬天。

冬季戀床不可取

剛到家，很久不見的范大姐走上門來了，不過她不是來看病的，來閒聊來著。大嗓門的她一進屋就問我發沒發現她胖了，我大概看了一下，確實比秋天胖了不少，便問為什麼。范大姐說自己也不清楚為什麼，反正一到冬天，從穿上羽絨衣的那天起，她就很少參加戶外運動，每天除了上班就是吃飯，漸漸體重增加了不少，令她奇怪的是，她每天都想睡覺，好像是越是發胖就越愛睡覺，越睡也就越胖，這讓她苦惱不已。

呵呵，聽到這裡，我大致明白了范大姐長胖的原因。《靈樞．寒熱病》篇說：「陽氣盛則，嗔目，陰氣盛則瞑目」，說明了嗜睡症的病理主要在於陰盛陽衰。《脾胃論．肺之脾胃虛論》「脾胃之虛怠惰嗜睡」，而《丹溪心法．中濕》：「脾胃受濕，沉困無力，怠惰嗜臥」，亦有病後或高齡陽氣虛弱，營血不足睏倦無力而嗜睡者。所以，像范大姐那樣原本就比較胖的人，屬痰飲濕證，痰濕睏脾。脾胃之氣就是中氣，中醫有脾睏人則困之說。所以，越是肥胖的人，一到冬天就不要賴床，而應早起鍛鍊，開始減肥瘦身，這也有利於身體健康。

聽我這麼一說，范大姐又有疑問了：「你不是說冬天要冬藏嗎？我這不聽你的建議，一到冬天馬上就藏，怎麼又不行了？」我趕忙解釋說，所謂「冬藏」，並不是說藏在床上，而是說適當增加睡眠，但不要貪睡、賴床，也好進行適當的身體鍛鍊，注意保暖，另外還可以給予適當的進補，以養精蓄銳，休養生息。主要是把握適度，別過了就行。

「怪不得我發現越睡越頭暈，還常感到皮膚乾燥，反應能力降低，以為自己年紀大了，老了呢！看來我也要勇敢鑽出被窩了。」范大姐終於有所領悟了。

在這裡，我也建議所有讀者，別一到冬天就像冬眠的動物一樣窩在床上懶得起來，也要適當運動。動靜皆宜，才會健康。

第7章

治病必求於本：改善失眠，必須從治療原發病做起

很多疾病都可影響睡眠，甚至引起失眠，尤其是慢性消耗性疾病。各種睡眠疾病卻日益增多，危害日益明顯。很多人都因為患病而承受著失眠的折磨，病人得不到充足的休息和睡眠不但會消耗體力、精神不振，而且還降低抵抗力，加重病情。治療失眠，必須從治療原發病做起。

失眠失眠，都是血壓惹的禍

隨著收入的增多，人們的生活水準越來越好，但問題也悄悄的出現了，如今「三高」問題越來越普遍了，特別是高血壓，我接觸的失眠患者中大多數有高血壓。

王先生是我的朋友，有高血壓家族遺傳史，患高血壓十幾年了，每天吃長效降壓藥，血壓控制得比較穩定，身體也很好。後來，不知什麼原因，出現了失眠現象，晚上十點鐘睡覺，到凌晨三四點鐘醒後就再也睡不著了。

雖然和我是朋友，但王先生沒有著急找我，而是自己尋找失眠原因，排除了各種可能。有天晚上，他忽然想到是不是因為天氣轉冷，夜間血壓波動，使血壓升高影響了睡眠，取出血壓劑量血壓，果然不出所料，血壓在150/85mmH克，比平時的收縮壓高出約10mmH克，立刻服下半顆降壓藥，藥物溶化後，一會就睡著了，睡得還很香。

後來，一次閒聊中，他還專門說起這事，得意自己雖然不是醫生，但對自己的病情還是掌握不少，也能「藥到病除」。

而我的一位患者情況可沒那麼樂觀了。他是馬總，聽名字就知道，稱得上「總」，肯定事業做得比較大，當然煩心事也多，最近股票套牢了，搞得他心力交瘁，天天晚上睡不著。幾年前，馬總得了高血壓，公司辦公室、車裡以及自己隨身的包裡，都有降壓

失眠失眠，都是血壓惹的禍

藥，擔心突然發生問題。

自從得到高血壓後，馬總晚上一直睡不好，尤其到了春秋季睡眠品質更差，經常到凌晨還睡不著，睡著了也是多夢、易醒，於是，就找到了我這裡。

根據他的敘述，我大致明白了，就對他說：「你晚上休息不好，經常要到凌晨後才入睡，正常的生理時鐘被打亂了。如此不健康、不規律的生活方式，血壓是很難降下來的。」

高血壓，在中醫來講，屬心肝火旺，可導致大腦皮質興奮與抑制過程失調和自主自律神經失調，所以它能夠造成失眠。一般高血壓引起的失眠多表現為入睡困難、睡眠不踏實、易做噩夢、易驚醒等。不僅血壓升高的情況可造成失眠，因為高血壓所伴發的失眠情況同樣會反作用於血壓，導致血壓繼續升高。有實驗證實，睡眠超過六小時的失眠患者，血壓升高的機率相對較小；睡眠時間在五到六小時的失眠者，血壓升高的危險是正常者的三點五倍；而睡眠不足五小時的人，血壓升高的危險是那些睡眠超過六小時的人的五倍。

因此，我們常常聽到老年朋友抱怨自己得了高血壓，總是睡不著，是不是年紀大了，睡眠少了。其實不是，是失眠在作怪。高血壓會造成失眠，而高血壓引起的失眠會進一步促進血壓的升高。

鑒於高血壓患者會長期服用降壓藥，如果同時患上慢性失眠症的，我建議服用不含依賴性成分的中藥治療，慢病需慢治，按療程來治療效果會更好。我這裡，我推薦大家飲食療法祕方，先把血壓降下來，這樣失眠自然就好了。

大家可以去超市買一斤紅棗，一斤山楂片，一包枸杞，然後每天放三個紅棗，一片山楂，十粒枸杞泡水喝，次日將殘渣倒掉，繼續照方泡水，堅持兩三個月後，你的血壓自然就能降下來，而且還沒有副作用。

另外，平時生活要養成良好的生活習慣。午餐後，應小睡一會，一般以半小時至一小時為宜，老年人也可延長半小時，無條件平臥入睡時，可仰坐在沙發上閉目養神，使全身放鬆，這樣有利於降壓。晚餐講究清淡，食量也不多，最好配些湯類，不要怕夜間多尿而不敢飲水或進粥食，進水量不足，可使夜間血液黏稠，促使血栓形成。然後稍微活動一兩個小時，上床前用溫水泡腳的習慣，按摩雙足心，促進血液循環，有利於解除一天的疲乏。盡量少用或不用安眠藥，力爭自然入睡，不養成依賴安眠藥的習慣。

第二天早晨醒來後，不要著急起床，應先在床上仰臥，活動一下四肢和頭頸部，伸一下懶腰，使肢體肌肉和血管平滑肌恢復適當張力，以適應起床時的體位變化，避免引起頭暈。然後慢慢坐起，稍活動幾次上肢，再下床活動，這樣血壓不會有太大波動。

由於有些高血壓患者需要常常持續服用利尿藥和降壓藥，這樣會使其排尿量增多，鉀的流失量增大，從而易發生低鉀血症。所以，處於服藥治療期間，應及時補鉀，多吃香蕉、番茄等食品。

失眠是糖尿病的「元凶」還是「幫凶」

很多年前，當我剛剛涉入這個行業的時候，與之相關的東西都一知半解，這也激發了我的興趣，越是不太明白的東西，就越想去弄明白。

我有一個遠房親戚，我叫她姑婆，對我疼愛至深。多年在外求學，很少機會回去，好不容易回去一趟，當然要看看她。但當我見到她的第一眼時，我簡直不敢相信自己的眼睛。我印象中的姑婆是一個乾淨俐落、神清氣爽、說話很大聲、走路很快、笑聲爽朗的人，而現在在我面前的是一個面容消瘦、神情呆滯、說話聲音很低的坐在籐椅上的老人。看到這裡，我的心情難過極了。

緊握著姑婆的手，聽她斷斷續續的講述著來龍去脈。原來，因為小兒子蓋房子，姑婆一個人既要操持家務，還要下田工作，重要的是還要每天做幾十號工人的飯，每天十二點多才睡，早上四點多就起床，幾個月下來，人都掉了十幾斤肉。又因為每天擔心自己睡過了頭，結果躺在床上也翻來覆去都睡不著，即使睡下了，過不了一兩小時就醒了。後來，去醫院檢查，發現自己的血糖偏高，就更加擔心得睡不著覺了。

看到這裡，很多人都會質疑：睡眠少，會導致糖尿病嗎？是不是姑婆原本就有糖尿病呢？

我可以肯定的告訴大家：我姑婆身體原來特別健康，以我當年有限的醫學知識以及我所了解到的情況，就可以判斷出來。後來她得的糖尿病和睡眠減少有著密切的關聯。

二〇〇六年，美國耶魯大學的亨利．克拉爾．雅吉博士和他的兩個同事針對睡眠時間長短對糖尿病的影響進行了長達十五年的研究。研究結果表明，在排除了其他各項影響因素之後，每晚睡眠時間僅為六小時的被調查者，患糖尿病的機率要比那些每晚睡眠時間控制在七八個小時的被調查者明顯要高出很多，幾乎翻了一倍。

我們都知道，糖尿病是由免疫功能紊亂、遺傳因素、微生物感染及其毒素、自由基毒素、精神因素等各種原因導致胰島功能衰退、胰島素阻抗而引發的糖、蛋白質、脂肪、水和電解質等一系列代謝紊亂症候群，是一種代謝紊亂性疾病，臨床上其以高血糖為主要特點，除了引發患者出現多尿、多飲、多食、消瘦等表現外，還常常影響他們的睡眠品質，造成失眠。

人在睡眠不好或睡眠太少的時候，體內的皮質醇和腎上腺素將變得更加活躍，從而從多方面影響到人體對糖分的吸收，進而帶來患糖尿病的後果。而一些已經罹患了糖尿病的患者，由於血糖高、口渴飲水多，導致夜間小便次數多，且心理負擔過重、常常憂慮、心煩，這些都會反過來導致慢性失眠症（長期性失眠），糖尿病患者往往失眠越重，血糖越居高不下。

清楚了原因之後，我們就要找解決的辦法了。對因血糖波動而出現失眠的患者，一定要進行積極干預使血糖控制平穩達標，對糖尿病併發症引起的失眠，首先要控制血糖，延緩併發症的進展，同時予以對症治療。像我姑婆這種情況，就屬於早期的因血糖波動而出現的失眠，只要積極控制血糖，慢慢血糖降下來，失眠就會消失了。

另外，平時生活中，要按時作息，避免晚上睡前進行體育鍛鍊、喝咖啡或濃茶等提神的飲品，睡前用溫水泡腳，這些做法對改善病人睡眠大有好處。

當你「長夜漫漫無心睡眠」的時候，當你過度勞累而減少睡眠時間時，別忘了糖尿病的紅燈已經亮起。如果想遠離糖尿病這個目前醫學手段還無法治癒的慢性疾病，請你留心自己的睡眠狀況。

總之，早一天安睡，早一點遠離糖尿病隱患！

失眠是肥胖的藤上結出的苦瓜

大部分人都有這樣一個常識，愛睡覺的人容易發胖。看看我們身邊那些胖子，哪個不是吃飽了飯倒頭就睡，如果你讓他活動活動，大多數胖子會很不願意，不為什麼，因為胖子肉多，懶得活動。但是，大多數人上床過後，入睡沒多久，就會醒來，反應呼吸困難，翻身困難。

前兩年，有四個重達兩百斤的胖女孩組成一個組合，叫「千金組合」。絕對的名副其實。每當她們上台演出，巨大的視覺膨脹衝擊，讓人們覺得整個眼球都爆滿了。最近，聽說她們的活動逐漸減少，正醞釀著減肥，一是因為肥胖確實確實給自己的生活帶來了很多的不便，二是快三十歲的人了，身邊很多姐妹們都做媽媽了，只有自己還在閒晃，而且如果太過肥胖，即使懷孕的話會造成孕期高血壓、糖尿病以及孕期失眠等病症。

我不知道這幾個胖女孩平時生活中是否貪睡，或者有失眠的經歷，但我的一位患者就向我反映，從二〇〇八年一月分開始失眠起，幾個月後就發現自己變胖了，睡眠稍微好一點的時候，就瘦一些，差一點就胖一些。按理說，睡眠少的時候，人應該會消瘦，而不是變胖，這是怎麼回事呢？

美國加利福尼亞大學洛杉磯分校神經病學的研究人員，對人體內的兩種激素即飢餓激素和瘦素作了研究。這兩種激素與人體能量平衡有關，它會告訴身體什麼時候飢餓，什麼時候吃飽。飢餓激素是胃分泌的一種肽，它在飯前分泌會增加以刺激食慾。瘦素是主要由脂肪細胞分泌的一種對體重有影響的激素，它透過給下丘腦訊號來調節身體中脂肪儲存的程度：瘦素水準下降，會告訴身體需儲存能量並產生飢餓感，而當瘦素水準增高時會促進能量消耗。研究發現，長期失眠會影響其中一種激素。由此看來，失眠確實會引發肥胖。

然而，不管是失眠引起的肥胖，還是肥胖導致失眠，失眠就像是肥胖的藤上結出的苦瓜，甜不了。在中醫來講，肥胖是一種「痰證」，由於體內停積了過多的廢物沒有排出體外，堆積起來而引起體內糟粕過多，就形成了肥胖。經常失眠會導致熱隨熱化，使食慾亢進，因此失眠後零食攝入過多，所以導致肥胖。反之陰寒過盛體質失眠會導致寒隨寒化，致食慾低下，因此不思飲食、食慾太少、營養缺乏，氣血不足，會變得消瘦。

不過，短暫的失眠患者在補足失眠後，代謝可恢復正常，不致有太大影響。但慢性失眠者，則影響較大。因此，每晚睡得好是保持體重、食慾及控制飢飽的重要因素。經常失眠不可以隨意服用西藥安眠藥，長期使用安眠藥會使身體產生依賴性，安眠藥的毒副作用也會造成人體內分泌失調，嚴重影響身體健康。

在這裡，我建議的失眠患者，一方面積極減肥，控制體重增加，另一方面以鎮靜安神及解釋支持性心理治療為主，中西藥聯合用藥用穀維素、維生素B1、維生素B6與純中藥製等方法調養安神，不但改善睡眠還可以補益氣血，塑身養顏。

失眠，與神經衰弱同行

任何人在其一生中都可能因為工作繁忙、思想緊張、感冒發熱或者其他的原因出現幾次頭痛、頭昏、失眠、多夢、疲倦、無力等症狀，但大多數人不擔心。

如果你的情緒非常不穩定，容易興奮，也容易激動，而且腦力容易感到疲乏，比如看書學習久了，就會感到腦脹、頭昏，嚴重的還有位置不固定的頭痛，心跳過快、出汗、厭食、便祕、腹瀉、月經失調、早瀉等自律神經功能紊亂，而且還伴有入睡困難，或醒後不易再入睡等情況的話，你就要考慮患有神經衰弱了。

通俗的講，神經衰弱主要是各種原因造成大腦皮質內抑制過程中的弱化。比如：持續的緊張心情和長期的內心矛盾會使神經活動強烈而持久的處於緊張狀態，超過神經系統張力的耐受限度，就會發生神經衰弱。

看到這裡，有的讀者可能就會擔心了，那會不會演變成思覺失調呢？就像我的一位患者，被醫生診斷為患輕微的神經衰弱引起的失眠，平時生活中不注意調節，僅僅靠安眠藥入睡。五年下來，從剛開始的一天一顆，到後來的一天五顆，到最後實在撐不住了，就找到了我這裡，第一句話就問我看看他是否會變成思覺失調。我明確告訴他不會，這是兩種不同的疾病，發病原因和治療方法都各不相同，二者有本質的不同。

從中醫角度來看神經衰弱，醫書中早有記載，《靈樞．大惑論》所云：「衛氣不得人於陰，常留於陽。留於陽則陽氣滿，陽氣滿則陽蹻盛；不得入於陰則陰氣虛，故目不瞑矣。」《靈樞．邪客篇》指出：「今厥氣客於五臟六腑，則衛氣獨行於外，行於陽，不得入於陰。行於陽則陽氣盛，陽氣盛則陽蹻陷，不得入於陰，陰虛，故不瞑。」可見，陰陽失和是神經衰弱的關鍵所在，而大多數失眠是由心脾兩虛或陰虛火旺所致。

中醫治療神經衰弱，已有幾千年的歷史，從《黃帝內經》到《本草綱目》，均有相關藥物及配方記載。中藥治療神經衰弱，較之西藥的最大的優點在於，從病理上進行根治。治療時，應按辯證施治原則，選擇不同的處方。

肝火上升型表現為心悸而煩、急躁易怒、失眠夢、脈弦細數。此類患者可選用具有清肝瀉火、養心安神作用的食物，如：菠菜、油菜、薺菜、冬瓜、苦瓜、竹筍、鮮藕、芹菜、空心菜、金針花、小麥、桑椹、梨、桃、葵花子、綠豆、桂圓、雞蛋、羊肉、鴨肉、烏骨雞、蜂蜜等。

氣血兩虛型表現為心悸失眠、夢多易醒、頭暈健忘、食慾不振、精神倦怠、脈沉細弱。此類患者可選用具有健脾益氣、補血養心作用的食物，如：粳米、糯米、小米、黃豆及製品、大麥、胡蘿蔔、南瓜、番茄、奶類、人參、鯉魚、桂魚、豬肝、豬肚、牛肉、鴿蛋等。

心腎不交型表現為心悸不寧、虛煩不眠、健忘、盜汗、腰痠膝軟、遺精、脈弦細數。此類患者可選用滋陰清熱、通交心腎的食物，如：糯米、紅棗、百合、酸棗仁、枸杞、銀耳、鵝肉、豬肺、豬胰、冬瓜、苦瓜、茄子、鯽魚等。

另外，博大精深的中醫在治療神經衰弱引起的失眠方面有獨到的見解，且療效顯著，具有安眠藥沒有的優點，既不會成癮，也不會產生依賴性。隨著科學技術的發展，有一大批高科技中醫藥成果在神經衰弱、失眠治療領域發揮著重要作用，加之採用心理行為治療方法，對解決失眠，提升睡眠品質，緩解頭疼、眩暈、疲憊、神經衰弱等現象，取得了十分滿意的療效。

除了食療和藥物治療外，患者還可以找心理醫生進行疏導、干預，有些輕微的病症會很快達到效果。

總之，失眠並不可怕，只要你靜下心來，和它做朋友，理解它，從中找到它的軟肋，你就成功了。如果你和它對抗起來，放任它，那麼它的威力就越來越大。

更年期，難逃失眠的「魔爪」

有一年夏天，天氣異常炎熱，弄得人很煩躁，這種天氣對失眠的人來說，更是難熬。

大中午的時候，周圍的人都在午休，這時診室裡闖進來一個大約五十來歲的男子，非常客氣、有禮貌坐下，嘴巴欲張開想說點什麼，有閉上了。

我便問他哪有不舒服？

他說失眠。

我仔細打量著，這個男子臉色紅潤，神清氣爽，看起來不像是失眠的人，於是我反問一句：「是你失眠嗎？」

他連忙解釋：「不是，是我愛人，經常半夜才睡，造成很早就醒了。脾氣特別暴躁，一點點不如意就要發脾氣，哪怕是吃完飯的餐桌沒擦乾淨，也會暴跳如雷。」

這種情況我也接觸不少，進一步問：「你愛人是不是快停經了？」

他驚喜的說：「你怎麼知道，好像是不太規律了，一個月有，下個月又沒有。為此，她還經常疑神疑鬼的，害怕我拈花惹草的。」

我偷偷一笑，然後又故作鎮定問：「失眠多長時間了？」

男子答道：「從今年春天就開始了，一到夏天就更加明顯了，害得兒子都對她有點厭煩了，經常說她更年期到了。」

聽到這裡，我便笑了：「對了，其實這就是更年期失眠。醫學上將女性停經前五至六年、停經後一年，這段時間稱為女性更年期。心情焦躁和潮熱失眠是大部分女性進入更年期的明顯表現。女性更年期最常見的反應中，除潮熱、月經減少以外，百分之五十以上的人會出現情緒異常，而百分之四十以上的人則明顯症狀表現為失眠。」

出現更年期的原因是，由於雌激素減少，卵巢功能迅速下降，女性就會出現心悸、胸悶、憂慮、憂鬱、易激動、失眠、記憶力衰退等現象。在面對外力傷害時顯得更加脆弱，思想變得不集中，時常感覺腰痠背痛，消化系統對營養的吸收減弱，骨質疏鬆、關節痛也隨之而來，而且產生憂鬱情緒，更易加重失眠。

睡眠對任何一個階段的人來說都很重要，特別是針對更年期的女性，如果是沒有一個良好的睡眠，會加重更年期女性生理惡性循環，從而使其身體心理各種表現形式更加明顯。

解決更年期失眠，主要是調節平衡激素分泌，消除患者憂鬱、焦慮的狀態。在這裡，我不推薦大家使用激素類藥物，因為這類的藥有很大的副作用，也不建議長期服用安定類藥物，會容易產生劑量依賴，從而使有效劑量越來越接近中毒劑量。而應該把重心放在平時的生活中，用一些看似微不足道的方法，來逐步改善更年期失眠。

▲每天按摩太陽穴，百會穴數次，用木梳梳頭五分鐘，從而保持心情舒暢，解除煩惱，消除思想顧慮。

▲用紅棗、小麥、冰糖煎水喝。首先取紅棗、小麥水煎去渣取汁，放入冰糖烊化頓服，每晚一次。這種治療更年期失眠的效果很明顯。

▲用紅棗、桂圓、大米、砂糖適量熬粥。先取大米煮粥，待沸時加入紅棗、桂圓，煮至粥熟時，調入冰糖，再煮一小會，等粥開了就可以了。每日一次。

▲用酸棗仁，研為細末，置肚臍中，外用傷濕止痛膏固定。每日一換，對更年期失眠是很有幫助的。

▲取朱砂，加漿糊適量調勻，置於傷濕止痛膏上，貼敷於腳心湧泉穴上，包紮固定，每晚一次。

▲用磁石、菊花、黃芩、夜交藤，水煎二次，去渣取汁，倒入浴盆中，趁熱浸洗雙腳十五～三十分鐘，每晚一次。

應該說，治療更年期失眠是各種各樣的，重要的是看哪種方法適合，以及你是否有耐心堅持治療，直到戰勝它。像文章開頭提到的那位患者，我想她一定可以治療好更年期失眠，因為她有一位一直深愛著她、相濡以沫的丈夫。

心病還需心藥醫

俗話說，「心病還須心藥醫」。想要治心病甚至祛萬病，關鍵是要找到心藥。

但有的人就說了，睡不著覺這也是心病嗎？

對了，在基本上，睡不著覺，其實是你的心在作怪。

有睡眠障礙的人往往選擇鎮靜、安眠的精神類藥物，如果使用不當，或許會加劇失眠的程度，長期服用可能還會產生依賴性等到副作用，況且這類藥物多是治標不治本。有趣的是不少患者對藥物產生了精神上的依賴，一旦夜間醒的時間稍微長了一點，就馬上吃一粒安眠藥片，究竟是藥物使他入睡了呢，還是由於吃過藥後精神緊張解除了全身放鬆入睡的呢，連他自己也說不清楚。不過，他相信這一定是吃藥的結果。

有人做過這樣的實驗，對一個天天必須服用安眠藥才能入睡的人，一天晚上突然改服另一種與原來的藥片相似卻不起安眠作用的藥物，同樣也達到安眠作用。常常遇到一些患者服用中藥治療失眠，開始服用時效果尚好，幾劑之後效果大減，當病人看到醫生對原方進行加減後，他的睡眠情況又有所好轉，但連續服用三兩劑之後，睡眠情況又變壞，再對方劑進行加減，復又變好，這種情況說明病人的心理而不是藥物的作用，使他的失眠減輕了。

心病還需心藥醫

這就說明，你得的是心病，而不是失眠，因此需要心藥來醫。心藥裡最關鍵的成分是心定。如果心不先定下來，身體上出現任何問題你都沒法好好思考。

比如說，一個人心裡苦惱得不行，沒法消除，就是因為他沒看清楚苦惱得原因在哪裡。他要是看清楚了，麻煩也就解決了。

比如說，有的人聽到一句恐嚇的話後就嚇得滿頭大汗。事實上，他並沒有吃發汗的藥，比如阿司匹林，可他還是出了汗，甚至比吃了發汗藥還厲害。因為他心裡有恐懼。如果是在小時候發生這種情況，說不定恐懼會伴隨他的一生，弄得他經常半夜驚醒，因而失眠。用中醫的話說就是，人的七情六慾一旦不調，生理上必然出現不同的症狀。心懷恐懼的人腎不太好，膽子也特別小，常常會莫名其妙受驚；憂慮的人會氣短，傷春悲秋，愛憤怒的人會得肝病，愛悲傷的人心臟功能都有點問題。

我常常接觸那些半夜歎氣的人，必定是憂慮之人。比如林黛玉經常憂愁，老哭，結果「悲傷肺」，把肺給哭病了。

因此，我建議大家，在來見醫生之前，先給自己把把脈，看看自己失眠的原因到底出在哪裡？是情緒的問題，還是生活方式的問題，還是其他原因？只要你把問題都擺在桌面上來，晾一晾，而不再是眉毛鬍子一把抓，你就能慢慢理清頭緒了。為什麼很多人事一多久覺得錯綜複雜，其實就是頭腦亂了，心根本定不下來。於是，四處求醫，希望醫生能幫忙解決問題，事實上，有些時候醫生開再多的藥也沒有無濟於事，就藥物來說，特別是西藥片一般說它只起消除症狀的作用，卻不能去除致病的原因。中藥也是一樣，儘管有名目繁多的藥物比如補腎、補氣、補心、滋陰以及養血安神等方劑都可以用來治療失眠，可是其效果都不夠理想。關鍵問題還在你心裡，不積極配合醫生，不積極尋找自身的問題，不主動改變不良的作息習慣，再好的醫生也治不了你的失眠症。

第8章 睡眠進行時：睡覺中的那些事

你能安安穩穩的一睡到天亮？然而，中醫認為，「神安靜守舍則能寐，若神不能安其舍」，遊蕩飛揚，則會出現打鼾、夜尿、失眠、多夢、睡眠過多、夢魘、夢遊、夢語、磨牙等多種睡眠障礙病症。為了正常的工作和學習，你必須保證一定助睡眠時間。特別是當睡眠障礙時，請立即採取有效措施給予糾正。

別把打鼾當成了「睡得香，身體棒」的標誌

你睡覺時，打呼嗎？

在生活中，人們對打呼的見怪不怪。但如果在一個安靜的環境下睡覺，突然聽到一個你打鼾，相信大多數人都會會覺得很煩，因為他的鼾聲打擾了你正常的休息。

有一年夏天，我到南部出差給企業講座，買的是一張票。剛上火車，就發現我對面的是一個重達兩百斤的胖子。一個簡單的旅行包，一個保溫杯，一看就知道這是一個經常出差的人，肯定身上有許多故事。

但是，根據我的經驗得知，這個夜晚，對我即將是一個不眠之夜。果然，晚上八點不到，胖子吃碗泡麵，夜晚就入睡了。

睡著沒有兩分鐘，就開始打呼，粗粗的聲音響徹整個車廂，更有意思的是呼嚕聲還是有節奏的「呼——呼嚕——呼呼呼」，然後再隔一分鐘，這種頻率繼續保持。偶爾隔個十幾分鐘，呼嚕聲會被咳嗽聲代替。全車廂的人對這種奇大無比的呼聲感到厭煩，有個男生拿著手機錄下了這難得一聽的呼嚕聲，據說還要傳到網路上。而我，這個在他對面旅客，只能「享受」著呼嚕聲中入眠。

也許，你會很奇怪問：這有什麼奇怪的，大部分的人都會打呼，我老公睡覺就經常

別把打鼾當成了「睡得香，身體棒」的標誌

打呼，如果有一天晚上突然不打呼了，我還睡不著呢！

是的，大部分都會打呼，但打呼和打鼾不同。打呼是人在熟睡狀態下不自覺發出聲音，這種聲音的種類很多，簡直千變萬化，各不相同：有的人打起呼來如小橋流水、連綿不絕；有的人則如電閃雷鳴、萬馬奔騰；有的人打呼節奏單一、均勻呼吸；有的人打呼則時起時伏、有停有頓。

而打鼾實際上是由於上呼吸道的構造震動而造成的，比較嚴重的打鼾所牽涉的組織包括舌頭、軟顎、懸雍垂、扁桃腺以及咽喉。輕度的鼾聲對人體影響不大，引起醫學界特許關注的鼾症是睡眠中伴有呼吸停止的鼾症，既阻塞性睡眠呼吸停止（OSA）。其發生原因是由於呼吸道的阻塞，不外乎為呼吸時空氣經過的部位即鼻、鼻咽、喉咽出現某種異常，引致鼾聲和呼吸停止。

因此，睡眠打鼾是一種病，這在醫學上被稱為睡眠呼吸停止症候群。一般來說，打鼾患者往往較肥胖，除了有夜間睡眠時打鼾、憋醒、夜尿增多等表現外，白天還會出現晨起頭痛、睏倦、記憶力衰退、反應能力下降等。所以患上這種病後，學生學業成績會下降，司機容易出交通事故，其他職業的工作人員工作效率也會大大降低。像我在火車上偶遇的那位年輕人，就是睡眠打鼾。而旁邊一些缺乏醫學知識的人，都會把這當作聲音比較大的「打呼」。

如果是年輕力壯者打鼾，不僅使身體受到嚴重影響，還會給他們的工作、生活、學習和交際帶來諸多不便，如不及時治療會影響性生活的和諧，並導致高血壓、心律不整等嚴重疾病；老年人打鼾會「造就」，如高血壓、心臟病、腦血栓等疾病；孕婦打鼾嚴重的孕婦血壓會升高，發生低氧血症的可能性也增大，而這些病理變化將累及胎兒的發育，造成胎兒發育遲緩；兒童打鼾可引起兒童發育不良，或者心臟衰竭。

如果你打鼾時，還伴有以下症狀，就必須高度重視：頻繁打鼾、張口呼吸、頻繁呼吸停止、睡眠時反覆被憋醒、睡不寧、癲癇頭痛、睡不醒、白天睏倦、嗜睡、睡醒後血壓升高、淺眠、睡醒後頭疼、夜間入睡後心絞痛、心律紊亂、夜間睡眠遺尿、頻繁起夜、記憶力衰退、反應遲鈍、學習工作能力下降、陽痿、性慾衰退、老年痴呆。出現上述症狀的人應該速去醫院就診，配合醫生積極治療。

目前，已經有了不少方式可以治療此病，如電漿技術、低溫電漿射頻顎咽成形術、下頷骨前移術、氣管造口術及口腔校正器等。其中，電漿治療技術占較大的優勢。不過我的建議是，在治療原發病的基礎上，針對每個病人的不同臨床特點可分別採取相應的治療措施，最終才能獲得滿意的療效。

另外，在平時生活中，打鼾者應積極改變睡眠習慣，如仰臥改成側臥，睡覺時使用的枕頭等都可以改善打鼾的情形。比如多數鼾症患者知道睡軟枕頭不好，躺下去頭很容易向後仰，脖子和頭部自然的曲度發生，使喉部肌肉過度緊張，從而加重打鼾的程度。於是改成較硬的枕頭，像玉石枕、涼枕等保健枕，這些枕頭確實有一定的保健作用，但打鼾的人在選擇時應多考慮。因為堅實的枕頭彈性差，枕下去不易變形，枕頭會讓脖子窩住，使呼吸道的角度改變，呼吸不順暢，加重打鼾的程度。最好選擇軟硬適度的枕頭，如蕎麥皮的枕頭。

所以，千萬不要把打鼾當成是「睡得香，身體好」的標誌，而要區別對待。一旦發現打鼾對你的身體健康造成困擾，應該及時就醫，防止併發症的產生。

睡眠時流口水，陽虛在作怪

社區裡有一個還不太會走路的孩子，引起了我的注意。這個孩子每天由奶奶抱出來晒太陽，有時候，碰到面了，見人家長得很可愛，就誇獎幾句。但他奶奶手裡經常拿著一塊小手帕，不是用來擦手上的髒東西的，而是擦從嘴巴裡是不是流出來的口水。

我向他奶奶打聽孩子從什麼時候開始流口水的，他奶奶說大概從五個多月時就開始，現在會嗚嚕嗚嚕講話就流得更加厲害了，睡覺的時候也流。他奶奶大概知道我的職業，便問我這是為什麼，我稱它為正常現象。一般來說，孩子在四五個月後，由於輔食量逐漸增加，乳牙開始萌發，刺激牙齦上的神經，唾液腺的分泌功能開始增強，唾液量也不斷增加，由於小兒的口腔淺，沒有前牙對口水的遮攔作用，且吞嚥口水的能力尚未形成，過多的唾液就會不自主的從口角邊流出，即習慣上所說的流口水。一歲後的寶寶，隨著腦發育的健全，流口水便較少發生。到孩子兩三歲時，吞嚥功能及中樞神經進一步完善，就不流口水了。

小寶寶流口水，大家還會覺得無傷大雅，但是如果是成年人流口水，第二天早上發現枕頭留下一大灘黃黃的汗漬，上前一聞就發出刺鼻的味道，就會很倒胃口。

唾液，每個人都有。正常人每天分泌唾液總量和尿量相似為一千～一千五百毫升，即使在沒有食物刺激的情況下，每分鐘能分泌零點五毫升唾液，因此在人們睡眠時仍有少量口水不停的分泌出來，以滑潤口腔黏膜以保護牙齒。

一般來說，睡覺的時候流口水，可能是一些「小問題」引起的，比如睡覺姿勢不當，像趴在桌子上睡，側臥位睡覺，都容易引起流口水。再有口腔內的炎症也會促進唾液分泌，如口腔被細菌感染，疼痛明顯，容易流口水，需要局部用藥促進潰瘍癒合，流口水的情形會自動消失。另外，像服用某些抗癲癇類藥物的副作用之一，就是流口水，選擇藥物時需要注意。

但如果長期不明原因的流口水，則需要注意。中醫認為脾主肌肉開竅於口，成年人睡覺流口水與脾虛有關，即俗稱脾胃陽虛。脾虛運化失常，五臟六腑和四肢百骸就得不到濡養，肌肉彈力不足，容易鬆弛，因此睡著後，會張開口，形成口水外流。這種情況多因飲食失調，勞逸失度，或久病體虛所引起脾胃運動功能減弱、水濕停留、脾胃濕熱或胃裡存食下降、胃熱上蒸所致，即所謂的「胃不和則臥不安」。

如果你經常睡眠流口水，最好多加注意身體，及時調補。平日可多服食健脾固腎的中藥調補，如蓮子、芡實和淮山藥，如無口乾口苦的症狀，可加黨參。

如果發現你身邊的老年人出現流口水的症狀，就和老年人腎陽虛有關。隨著年齡的增大，老年人各項生理功能退化，因條件反射明顯減慢而不自覺出現流口水的現象。中醫認為，老年人多屬腎陽虛，當以溫補脾腎，健脾益氣為主，可以服用常見的補中益氣湯等成藥，也可在上述湯方的基礎上加入半夏十五～二十克，半夏味辛性溫，燥濕化痰、健脾和胃，對流口水有較好的療效。如果唾液為清稀的，飲食無味，舌質淡胖，我推薦服用陳夏六君湯治療：用黃芪十克，黨參六克，法夏十五克，白朮十克，陳皮六克，當歸六克，升麻三克，柴胡三克，生薑三片，大棗兩枚，烏梅十克，炮薑十克，炙甘草六克。

需要注意的是，我們中華醫藥博大精深，包羅萬象。我們這裡講的脾虛一般不會單一出現，或夾寒，或兼熱，或有氣滯之象等，所以一般沒有固定的方劑，最好不要自己選擇中藥調補，調理脾虛一定要請中醫師為你辯證清楚後，用藥才會見到效果，否則雖脾虛有所好轉，而其他症隨之而起，得不償失。

頻繁盜汗，是病嗎？

由於職業習慣，平時我特別注意觀察周圍的人，比如吃飯的時候，有的人特別愛出汗，即使不吃辣椒，腦門上、頭髮裡全是汗，一邊吃飯一邊用紙擦個不停；有的人晚上睡覺的時候特別愛出汗，即使是春秋天，早上起來睡衣也潮潮的感覺；還有的小孩晚上睡覺出汗多，常常能把枕頭都汗濕，但過十多分鐘後，就不再出汗了……

有毛孔的存在，每個人都會出汗。醫學上將在醒覺狀態下出汗，稱為「自汗」；將睡眠中出汗稱之為「盜汗」。盜汗是中醫的一個病證名，是以入睡後汗出異常，醒後汗泄即止為特徵的一種病徵。「盜」有偷盜的意思，古代醫家用盜賊每天在夜裡鬼祟活動，來形容該病證具有每當人們入睡、或剛一閉眼而將入睡之時，汗液像盜賊一樣偷偷的泄出來。

中醫對盜汗很早就有比較深刻的認識，在古代醫書《黃帝內經》中稱為「寢汗」。「寢」是指睡覺，有個成語叫「廢寢忘食」，是說顧不得睡覺並忘了吃飯。很顯然，「寢汗」

就是在睡覺的時候出汗。到了漢代，醫聖張仲景在《金匱要略》一書中，形象的用「盜汗」來命名人們在睡夢中出汗這種病症。

不過，並不是所有的盜汗就是病症，也分為生理性和病理性兩種。我們怎麼來區分呢？比如說小寶寶們皮膚十分幼嫩，所含水分較多，微血管豐富，新陳代謝旺盛，植物神經調節功能尚不健全，活動時容易出汗，這是屬於生理性出汗。有的小孩入睡後，出汗以上半夜為主，這往往是血鈣偏低引起的，就應該警惕是否是佝僂病。還有的小孩子以整夜出汗為特點，另外還伴有臉色潮紅、低熱消瘦，食慾不振，情緒發生改變等症狀，就可能是結核病。

當然，盜汗也不僅僅只發生在小孩的身上，大人也會有盜汗的現象，而且表現也有各異。有的人是一入睡即盜汗出，有的人入睡至半夜後盜汗出，有的人是剛閉上眼睛一會即盜汗出。出的汗量，懸殊很大。根據盜汗病人的臨床表現，可分為輕型、中型和重型三種。

盜汗不太明顯的人多數在入睡已深，或在清晨五點多或在醒覺前一兩個小時時汗液易出，汗出量較少，僅在醒後覺得全身或身體某些部位稍有汗濕，醒後則無汗液再度泄出，一般不伴有不舒適的感覺。

中型盜汗的病人，多數入睡後不久汗液即可泄出，甚至會使睡衣濕透，醒後汗即止，揩拭身上的汗液後，再入睡即不再出汗。這種類型的盜汗，病人常有烘熱感，熱作汗出，醒覺後有時出現口乾咽燥的感覺。

嚴重的盜汗病人，汗液極易泄出。出汗量大，汗液常帶有淡鹹味，或汗出同時混有汗臭。汗出甚者可使被褥浸濕，一夜非數次替換睡裝則無法安睡，有個別重證病人能使被褥濕透，被褥較薄或用蓆子時，汗液可在床板上印出汗跡。剛閉上眼或入睡後不久後，就有汗夜大量湧出，汗出後即可驚醒，醒後汗液即可霎時收斂。再入睡可再次汗出。這些病人常伴有明顯的烘熱感，心情也表現的煩躁，汗後口乾舌燥，喜歡涼水。平時可伴有低熱或潮熱，五心煩熱，顴紅，頭暈，消瘦，疲乏不堪，尿色深，尿量少，大便乾燥。

一般來說，輕型與中型盜汗，對身體損傷不會太大，但重型盜汗病人，時間久了常會使病情惡化，向「脫症」發展，嚴重威脅著患者的健康與生命安全，務必去醫院做明確的診斷。

需要注意的是，「汗為心液」，若盜汗長期不止，心陰耗傷十分嚴重，應積極治療。在治療的同時，還要特別注意自我養護。主要有以下幾點：

一、在藥物治療的同時，應加強必要的體育鍛鍊，養成有規律的生活習慣，注意有勞有逸。

二、在飲食方面，要摸索出與自己病證有利或有弊的飲食宜忌規律，進行最適合自己食療調養。如屬陰虛、血熱及陰虛火旺的病人，應禁食辛辣動火食物，切勿飲酒，並多食一些養陰清熱的食品，比如枇杷、香瓜、白芍、黑木耳、銀耳等，以使汗腺的分泌功能牢固的在身體健康的基礎上得到恢復。

三、適當調節一下居住環境的溫度與濕度，如陰虛血熱者的居住環境就應稍偏涼一些等。

四、被褥、鋪板、睡衣等，應經常拆洗或涼曬，以保持乾燥，並應經常洗澡，以減少汗液對皮膚的刺激。

五、重症盜汗且長期臥床的病人，家屬應特別注意加強護理，避免發生褥瘡。還要注意觀察病人的臉色、神志、出汗量大小，如有特殊改變要及時向醫生報告。

六、食療進補。在這裡，我比較推薦桑葚茶，其配比是：桑葚子二十克、五味子十五克、糯稻根四十五克，煎水代茶。本茶具有養陰止汗的功效。

為什麼人睡覺時說夢話？

記得以前上學住宿在學校時，每天晚上只要一熄燈，宿舍裡幾個哥們總是像鬧鐘一樣，進入了睡夢中，呼嚕聲此起彼落。大概到半夜，又有人說話了，仔細聽的話，發現這話說得語無倫次，一點邏輯都沒有，有時不高興還罵人。每每此時，我都會打起精神，認真聽他們在睡夢中說什麼，第二天好向彙報「成果」。

畢業後，我一頭栽進與睡覺有關的課題研究，漸漸有些成果。一日，一位新婚妻子給我打電話訴說，說她老公睡覺時總是說夢話，聲音還挺大，有時候還會大喊大叫，把她嚇壞了。問我有沒有什麼方法改善這種情況？

準確說，大多數人睡覺是比較沉穩的，只有少數人入睡後常常做夢，並且在睡眠中說話、唱歌或哭笑，有時說夢話是連貫的言語，或成段的述說。個別人說夢話時別人插話他卻與人對答，或僅是不成文的隻言片語。而且說夢話的部分內容往往與平時思維相仿，多為白天所想的事情。

從前面了解到，我們的睡覺是從淺眠期（此時會做夢）及深睡期（眼球活動減慢）。淺眠期及深睡期兩者成一個循環，第一個循環時間較短，第二個循環時間較長，到第三個循環的深睡期，則或會有夢遊或說夢話的現象。據臨床經驗所得，經常說夢話的人多半心火過旺、肝火過熱及精神緊張，表現的身體狀況有口氣、喉乾舌燥，清熱後情況便會好轉。

如果我們細緻分析睡覺說夢話的原因，那就有很多了，有可能是壓力過大、精神緊張誘發的。因此，經常說夢話的人一定要加強鍛鍊，同時更要注意休息，調節工作、生活所帶來的壓力，可能是神經衰弱的表現，只需調整一番自己的生活節奏，緩解一下壓力，調理營養，適當增加一些鍛鍊，慢慢好起來的。

而中醫認為，睡覺說夢話是因為身體各器官火氣旺盛導致。不同器官上火而引起的夢話內容也各不相同。肝火旺盛者夢話的內容多為爭論要求公平；心火旺盛者夢話內容多而雜亂，有時還可能突然驚醒；若火氣是由於食用過多上火食物導致，夢話者就會在夢中與人討論吃喝，或者抱怨胸悶難受；而心神不寧也可能會導致夢話的發生，夢話內容多為悲痛哭泣，說夢話的過程中還可能伴隨有緊張、驚嚇的動作表情。

當然，一次兩次的說夢話並不代表什麼，甚至可能成為一種生活調味劑，加強鍛鍊，注意有勞有逸，放鬆心情都能緩解。而如果次數多，同時還伴有做惡夢、夢遊等情形，那就要注意了。現代醫學認為與精神因素有關的說夢話，常與做噩夢、夢遊情況等合併出現，很多人都偶爾會有說夢話的經歷，這並不需要擔心。但如果說夢話次數過於頻繁，就會導致人體白天疲倦乏力、精神萎靡不振，而且還可能影響配偶、子女睡眠，這時就應尋求治療。

「睡魔」纏身，原來是「發作性睡病」作怪

如果沒什麼事情打擾你，你會睡多長？

十二小時，充其量也就是十四小時。

但有的人卻能睡幾天幾夜，甚至更長時間。

據說，英國有一個十五歲的小女孩由於患有嗜睡症，睡起覺來就沒完沒了，期間無論如何推她、搖她都無法叫醒她，有時一次能睡兩個星期，僅在吃飯或上廁所時才醒來。後來她被確診患有克萊恩·萊文症候群，也叫復發性嗜睡症或「睡美人症」。這是一種神經紊亂引起的疾病，患者發病時長時間昏昏欲睡或乾脆睡著，而醒來後患者的行為方式會變化，常常表現得幼稚、茫然、沉默寡言、缺乏活力和感情。即便在醒著的時候他們也無法上學、工作甚至照顧自己。不過在睡眠週期之外，患者又能完全恢復正常。

無獨有偶，後來在一張報紙上看到一個五十多歲男性也出現了嗜睡症狀，自此以後，經常連續昏睡幾天幾夜，最長一次可以昏睡四天四夜，在近百個小時的時間裡居然不吃不喝。

據了解，該男子小時候曾患病，導致他的智力有些低下，在工廠裡常常被人辱罵欺負。後來，被診斷患上了一種叫做「躁狂性憂鬱症」的病，此後他便在家休養。二〇〇二年時，他又被檢查出患上了尿滯留，導致神經性膀胱炎。透過照超音波檢查，發現他還患有肝囊腫以及左腎萎縮。儘管多種疾病纏身，但該男子的生活仍與常人無異，直到兩年多前突然出現嗜睡症狀。據家人統計，該男子這兩年多的時間中有近六個月是在昏睡

「睡魔」纏身，原來是「發作性睡病」作怪

中度過的。

這麼說來，睡覺這件簡單得不能再簡單的事，卻包含著這麼多的變數。有的人夜裡難以入睡時輾轉反側的數綿羊，有的人因為失眠而心情煩躁甚至大發雷霆，有的人天還沒亮就已經醒來而開始等待天亮。俗話說：春睏秋乏夏打盹，經常有人抱怨自己總是「睡不醒」。偶爾睡個懶覺不奇怪，但是如果被「睡魔」纏身，不分時間、地點都能酣然入睡，每天睏倦難耐，一覺睡個四五天甚至更長時間，就要高度重視了——你可能得了嗜睡症。這種嗜睡可以歸為發作性睡眠。

發作性睡病有五大特徵，即難以控制的嗜睡、發作性猝倒、睡癱、入睡幻覺及夜間睡眠紊亂。由於嗜睡症發病是間歇性的，時有時無。醫學科技至今還無法解開嗜睡的謎團，史丹佛大學醫學院發作性睡眠疾病中心主任米格諾特表示，嗜睡症可能是病毒感染所致。發作性睡病目前沒有根本性治療方法，藥物治療的主要目標是控制患者的症狀，改善患者的生活品質，比如使用加強覺醒的藥物利他能、匹莫林及苯丙胺等。選擇一種藥物，從小劑量開始，增至出現療效或最高劑量為止，但不宜長期服用，副作用較大。

對中醫來說，發作性睡病是由中氣不運所引起的，中氣即是脾胃之氣，中醫學上有「脾睏人則睏」之說。目前，效果較好的是楊淑潤大幅根據自己多年的中醫臨床工作經驗及中醫學理論，總結和提煉出了治療發作性睡病的名方「楊氏醒脾開竅湯」，對嗜睡發作性睡病患者起著「醒脾開竅、升清降濁、清補脾胃」的獨特作用，調整了腦部神經的調節能力，改善了腦部血流量，解除了患者平時嗜睡猝倒幻覺等症狀。其配比是藿香十克、半夏十克、茯苓十二克、草豆蔻十二克、杏仁六克、石菖蒲二十克、桂枝十克、乾薑十克、淫羊藿十克，在這個配方的基礎上，根據患者的病情，是脾氣不足，還是血虛，肝鬱脾虛等，適當增減。

最重要的是，患者要養成良好的生活習慣，規律作息，保證足夠的睡眠時間及良好的睡眠品質，協調合理安排時間，避免參加各種危險的活動，避免精神刺激，保持心情舒暢。

多夢是一種病嗎？

幾乎每個人都會做夢，但大多數人醒來後不久就忘記了，最多只留下某些感覺。但醒後還清晰記得夢的內容的人，只能說明睡眠品質不高，或者是多夢。

經常在公車上聽到旁邊的人聊天，一個人說，「昨晚沒有休息好，做了一夜的夢」，另一個人也跟著說，「我也是，我晚上夢多，簡直沒有睡覺」，於是，第二天學習、工作起來似乎還真感到有點精神不振、精力不足，彷彿做夢真的耽誤了休息。

多夢是一種病嗎？

一位十七歲的男生給我寫了一封充滿憂慮的信，信上內容大致是說自己現在上高二了，明年就高三了，成績不怎麼理想，爸媽和自己都很著急。最令人煩惱的是，最近這段時間，每天晚上都做好幾個夢，並且容易醒，宿舍有一點小小的動靜便醒來，有時正在做夢，自己能夠意識到，然後醒來，問我該怎麼辦呢？

這個男孩也屬於多夢的現象，但你能說他是患病嗎？很顯然，不能。他之所以睡覺多夢，是精神狀態有些緊張，擔心自己的成績上不去，爸爸媽媽的擔心給他更是一種壓力。只要自己心情開朗，化壓力為動力，一個一個學習難題去解決，放鬆自己的心情，注意飲食，不要在晚上吃太多東西，並且不要喝太多水，以保證在晚上睡覺時身體的輕鬆，慢慢就會好起來的。

還有一個患者還有類似的情況，他說自己去年整整一年每天晚上都做夢，早上能清楚記得晚上做的什麼夢。白天睏的不得了，但早上又爬不起來。這一年來沒一天不做夢的，實在是太痛苦了，是否存在失眠的跡象，問我有什麼辦法可以治療？

俗話說：「日有所思，夜有所夢。」夢並不是什麼神祕莫測的現象，幾乎所有的夢都和人們日常的工作、願望、想像、回憶、憂慮、思念、擔心等精神活動有關。因此，平時看過的書報片段，特別是印象深刻的事情，常常會在大腦中保存很久，當做夢時它們可以再現。事實上，人是天天都做夢，每一個人都一樣。絕大多數的夢是不被覺知的，但他例外，覺察到自己的夢了，夢感很強烈。

夢感一般和情緒因素和性格特點有關。比如：性格內向的人，多將注意力集中於自身內部的感受，睡眠較表淺，易醒或驚醒，常能回憶起生動的夢境；情緒憂鬱、焦慮的人容易從夢中驚醒，因而自感夢多且睡得不實。另外，夢多與睡眠的驚醒程度密切相關，那些平日夢多的人，睡眠中都比較易驚醒，在睡眠試驗中，只要二十分貝的音量便足以喚醒他們，他們的夢境回憶程度也很高。

因而，我們不能說多夢就會變成失眠，多夢的人往往和受到的七情六慾、心情不暢、睡眠不安有關，比如精神緊張、興奮、憂鬱、恐懼、焦慮、煩悶等精神因素可引起噩夢纏身，工作和學習壓力過重、環境改變、噪音、光和空氣汙染等社會環境因素是另一重要原因，晚餐過飽、睡前飲茶和咖啡這些不良生活習慣也會造成多夢。但失眠的人往往伴有多夢的現象。

而中醫學認為，多夢的根本原因是由身體內在變化引起的。《素問．方盛衰論》中說：「是以少氣之厥，令人妄夢，其極至迷。」所謂少氣，即氣不足，氣不足則陽不守陰，神失其守，故為多夢。其為原因之一。而情志損傷，傷及臟腑，耗損精氣，令神魂不安，發為多夢；陰血虧虛，不能奉養心神，潛涵肝魂，制約相火，而使神魂浮游，發為多夢；若因痰熱內擾肝膽，魂不得寧而發多夢；勞欲過度，水火不濟，心腎不交，則心神不寧而發生多夢；飲食失節，使土虛木鬱，神魂不寧而多夢。多夢的出現，以致睡臥不寧，夢幻紛紜。

因此，中醫運用辯證論證，對多夢證的治療常採用以下幾種方法。

一、**心氣不足，其症狀表現為**：多夢易驚，失眠，神疲睏倦，短氣，或喜悲善哭，精神恍惚，舌質淡，苔薄白，脈細弱。

所用方子：參香散加減。其配比是：人參九克，黃芪、茯苓、白朮、山藥各十二克，蓮肉、砂仁、沉香、檀香、甘草各六克。

二、**心血不足，其症狀表現為**：心悸怔忡，心煩失眠，多夢易驚，健忘頭昏，臉色不華，舌淡，脈細。

所用方子：四物湯合茸砂丹加減。其配比是：熟地、當歸、白芍、川芎各十二克，鹿茸、朱砂各六克，炒棗仁十八克。

三、**心陰不足，其症狀表現為**：心悸怔忡，失眠多夢，五心煩熱，咽乾舌燥，舌紅少津，脈細數。

所用方子：益氣安神湯加減。其配比是：當歸、茯神、麥門冬、生地各十二克，黃連、遠志、竹葉、人參、黃芪、膽星、蓮子心各六克，酸棗仁十八克，朱砂三克。

四、**心腎不交，其症狀表現為**：心煩，失眠，多夢，遺精，腰痠腿軟，潮熱盜汗，舌紅無苔，脈細數。

所用方子：黃連阿膠湯加減。其配比是：黃連、黃芩、白芍、阿膠各九克，雞子黃一枚，龍骨十二克。

五、**心膽氣虛，其症狀表現為**：驚悸不寧，膽怯善恐，夜寐多夢，胸悶氣短，舌質淡，苔薄白，脈細弦無力。

所用方子：平補鎮心丹。其配比是：酸棗仁、龍齒各十二克，車前子、茯苓、麥門冬、茯神、天冬、熟地、山藥各九克，五味子、遠志、人參各六克，肉桂、朱砂、甘草各三克。

六、**心脾兩虛，其症狀表現為**：心悸健忘，少寐多夢，氣短神疲，臉色萎黃，食少倦怠，腹脹便溏，舌質淡嫩，苔白，脈細弱。

所用方子：歸脾湯。其配比是：人參、遠志、木香各六克，黃芪、白朮、當歸、茯神、酸棗仁、龍眼肉各九克，炙甘草三克。

七、痰**火內擾，其症狀表現為**：夢擾紛紜，頭暈心悸，急躁易怒，痰多胸悶，舌質紅，苔黃膩，脈滑數。

所用方子：黃連溫膽腸加減。其配比是：黃連六克，半夏、陳皮、茯神、竹茹、枳實各九克，甘草、生薑各三克，紅棗五枚，珍珠母十二克。

另外，在平時生活中，多夢的人還要做一些小細節的調整，比如多吃一些清淡而富含蛋白質、維生素的飲食為宜，參加跑步、太極拳等運動，提高神經的調節能力，放鬆心情，定時上床等，都可以改善你的多夢症。

難聽的「咯吱咯吱」磨牙聲

有一天傍晚，快要下班的時候，一位年輕夫婦帶著六歲的小女孩進來了。剛開始，我以為是家長哪裡不舒服，詢問一番，才知道是給孩子看病。這麼漂亮可愛的小女孩哪裡生病了呢？

據她媽媽說，最近這段時間，孩子晚上睡覺總是磨牙，「咯吱咯吱」的聲響讓我們夫婦倆渾身不自在。以前晚上睡覺挺正常的，怎麼現在睡覺就發出「怪聲」。她爸爸總說是長蟲子了，可我們用過驅蟲藥，磨牙還是依舊如故。

聽她媽媽這麼形容，我趕緊打斷她的話，然後，我把小女孩拉過來，讓她張開嘴，讓我瞧瞧。我發現小女孩的門牙已經少了一顆，輕輕敲旁邊的牙齒，也開始鬆動了。整體牙齒生長情況良好，乳牙生長也比較整齊，沒有牙齒出現生長位置異常。因為如果生長位置異常，就會破壞咀嚼器官的協調關係，身體便試圖以增加牙齒的磨動來去除咬合障礙，從而就出現磨牙現象。

於是，我對他們說，小孩睡覺磨牙的現象是比較常見的，少部分家長認為是肚子裡長蟲作怪，其實不是。比如缺鈣，平時很少晒太陽，飲食不合理，導致維生素D不足，影響鈣的吸收。孩子一旦缺鈣可導致煩躁，夜間睡眠易驚醒，容易出現磨牙現象。這類孩子只要及時補充魚肝油、鈣片，調節膳食，常到戶外活動，多晒太陽，則磨牙現象可以逐漸消失。

我問她媽媽有沒有給孩子做過鈣檢測，媽媽回答沒有。我又問孩子的媽媽，是否晚上給孩子吃得太多，因為很多家長由於白天上班沒時間做飯，晚上就做很多豐富的菜，導致孩子晚上吃得太多，入睡時胃腸道還存有許多食物，消化系統不得不加強活動，促進消化。此時咀嚼肌也被動員參加運動，從而引起磨牙。媽媽回答說，和平常都差不多。

於是，我進一步問，是不是孩子晚上看電視時間太長，一些緊張離奇情節深深印在腦海裡，比如聽了驚險故事或打鬥等，大腦過於興奮，睡覺後大腦仍保留一定興奮狀態，可能出現磨牙現象。

問到這裡，她媽媽好像想起什麼了，過了一會說，女兒最近晚上總吵著看動畫，這都是些緊張、刺激、令女兒無比興奮的動畫。我說她晚上怎麼磨牙呢，有時候夢中還踢

難聽的「咯吱咯吱」磨牙聲

被、踢床，原來是大腦興奮過度呢！

磨牙，在我們生活中很常見。在一家朋友開的口腔門診中，有不少患者是因「磨牙症」而就診，所謂「磨牙症」是指睡眠時有習慣性磨牙或白晝也有意識磨牙習慣的現象，隨時間一點一點加重，是一種長期的惡性循環疾病。在我所接觸的患者中，有很多人因為枕邊人晚上磨牙而睡不著導致失眠的。

一般來說，人在六歲至十四歲都處於換牙期，為適應上下牙齒磨合都會有磨牙現象。上下牙剛剛萌出時，牙齒的咬合位置還未完全確定，牙齒之間會有些不合適，如高低不平或新長的牙齒過於銳利。這時候，透過磨牙可磨去相互接觸時不合適的部分。因此，對於處於乳牙萌出期和乳恆牙替換期的孩子來說，夜間磨牙是正在建立正常咀嚼關係的一種活動，屬於正常生理現象。但是，過了換牙期的青少年和成人若常有磨牙的現象發生就是一種病態。

磨牙症一般有三種表現狀態：一是磨牙型，即常在夜間入睡以後磨牙，睡眠時患者做磨牙或緊咬牙的動作，由於牙齒磨動時常伴有「咯吱咯吱」的聲音，通常也叫「咬牙」。這種病症患者本人多不知曉，常為別人所告知，因影響他人，特別是配偶，因為比較受重視。第二種是緊咬型，即白天注意力集中時會不自覺將牙咬緊，但沒有上下牙齒磨動的現象。第三種是混合型，兼有夜磨牙和白天緊咬牙的現象。

危害最嚴重的是夜間的緊咬牙和夜磨牙，兒童的夜磨牙多見。夜間磨牙雖然暫時不會感到有什麼痛苦，但是長期下去，可引起牙齒咬合面的嚴重磨損。長期磨牙還會引發一系列的併發症，如：長期磨牙導致咀嚼肌得不到休息，造成咀嚼肌的疲勞和疼痛、腮幫疼痛；嚴重時引發頭痛、頸背部陣痛等；還會導致睡眠品質下降、記憶力衰退、引發口臭或口腔異味、損傷聽力和味覺，導致心理憂鬱而悲觀厭世甚至產生輕生等可怕後果。

導致磨牙的原因，主要有幾大方面，一是精神因素，比如前面提到的小女孩入睡前大腦異常興奮。二是腸裡有寄生蟲或其他原因，人在夜晚熟睡時，寄生蟲在腸腔裡蠕動，使得神經受到了某種刺激，引起神經反射作用。三是牙齒接觸的異常，牙齒和牙列的疾患。四是過度疲勞以及職業因素，如從事精細工作者，運動員、IT工作者、文字工作者及鐘錶匠、設計師等易患磨牙症，這同時也與神經緊張相關。五是體內缺乏維生素、微量元素者易患磨牙症，如相當一部分兒童夜間磨牙就是因為偏食、挑食使身體營養不均衡導致的。

另外，性格內向、情緒激動、經常口中咬東西成習慣的人也容易患磨牙症，同時，睡眠中側臥位和腹臥位睡眠姿勢也容易產生磨牙症。這些姿勢使下頜受壓不均勻，關節位置改變，牙齒形成干擾接觸致頜肌張力增加，表現出咬牙或磨牙。

難聽的「咯吱咯吱」磨牙聲

從中醫來講，腦為元神之府，諸精神所統。睡眠則是人的陰陽之氣運行有關。若是睡眠安好，但在睡眠中有舉動異常（包括磨牙），這都是和腦的作用有關。在這裡，我給大家推薦一個治宜補腎填髓、健腦安神的方子，即：生地黃一兩、澤瀉三錢、靈磁石一兩（先煎）、炙甘草三錢、烏梅三錢、五味子三錢、香附五錢、山茱萸四錢、遠志三錢、牡丹皮三錢、山藥四錢、燈芯草兩錢（引藥）煎服即可。

如果是早期磨牙，我給大家推薦一個簡單的藥方，每晚睡前吃一塊生橘皮或者用陳皮泡水，連吃二至三天，可治小兒及成人睡覺磨牙，對早期磨牙尤其有效果。

總之，要消除磨牙症，首先患者要努力解除緊張和不愉快的情緒；其次是到醫院治療，經過一段時間治療，磨牙症是可治癒的。在這裡，我教給大家幾招，養成良好的生活習慣和咀嚼習慣，讓你擁有健康的睡眠。

▲白天，讓你的牙齒保持在健康的休息狀態，即牙齒維持鬆弛，最好是嘴唇相合，牙齒相離。

▲多咬蘋果等比較硬的東西，使上下顎疲勞，可鎮定嘴巴。

▲用熱毛巾熱敷上下顎，可鬆弛咬合肌肉，也可減少頭痛的機會。

▲解壓，解壓，再解壓。壓力大了，連你睡覺都會緊張，牙齒自然也不例外。

▲減少咖啡因與碳水化合物的攝取量。

▲洗溫水澡，放鬆身體，穿著寬鬆的睡衣，舒舒服服的睡覺。

▲必要的情況下，到體育用品店買護齒套，有助於防止夜間磨牙。

第9章　吃得好，睡得香：飲食調養，事半功倍

食療法治失眠是目前最簡單、最有效且最安全的方法。透過飲食治療失眠，既能達到治療目的，又無副作用。在「藥補不如食補」的今天，失眠者如果採用得當的食療方，除不良反應外，有一定的催眠功效。

長期失眠，多吃些小米

近年來，因為過度攝取肉或油、糖、乳製品等引發疾病的例子急速增加。電視或雜誌上類似「紅葡萄酒的葡萄多酚對動脈硬化有效」或「洋蔥的含硫化合物對失眠有效」等某種特定營養素的健康資訊鋪天蓋地，結果讓人無所適從，大家不知道該吃什麼好了，或者是「捨本逐末」，只吃一大堆營養素輔助食品，而忽略了正餐，這樣的人似乎越來越多。

趙先生從二〇〇〇年開始，就遠離家鄉，來到城市打拼天下，幾經磨難，成立了一家貿易公司，主要是把家鄉的土產以城市為起點，進而進軍市場。

創業對每個人來說都是一件非常艱辛的事情，俗話說「萬事起頭難」，各種各樣的壓力朝他湧來，把他壓得喘不過氣來。別看白天，他人模人樣的發號施令，接見客戶，可一到晚上，夜深人靜的時候，就是他最難受的時候，談判、簽約、發展策略、人際關係等這些白天打交道的東西，在晚上照例來襲，經常，不到半夜兩三點是睡不著覺的。

趙先生是一個性格非常堅毅的人，剛開始一直以為是壓力大造成的睡眠困難，可時間一長，身體就熬不住了，發出了各種訊號。後來，經過朋友介紹找到了我。

見他的第一面，我就知道他是一個做事業的人，印堂飽滿，國字臉，說話鏗鏘有力。對於這類非常自信的人，不能一開始就聊病症，而要旁敲側擊，逐一攻克。閒聊中，我問他一般都吃些什麼？他說自己的工作非常繁忙，一般早上就在上班的路上隨便買點什麼，中午就吃工作餐，晚上一般應酬，要麼大吃大喝，喝得酩酊大醉，要麼回家吃泡麵，或者在回來的路上買點饅頭，拌點配菜就吃了。

聽到這，我就忍不住責備他幾句，虧你還是一個專門做貿易的老闆，負責推土產的，怎麼不多吃吃小米呢？每天晚上用小米熬點粥，最好還放一點蓮子，長期吃下去，不用一個月，你就不會失眠了。

趙先生質疑的看著我，小米粥可以緩解失眠？

那當然！小米性微寒，具「健胃、和脾、安眠」之功效。你天天吃它，難道不知道嗎？像你這種壓力型失眠，不是特別嚴重，平時不要事事親為，把責任和工作分擔下去，你只要抓重點就行了。然後，多愛惜自己的身體，應酬少點，把生活過好一點，每天用電鍋晚上熬點小米粥，簡單、方便，又快捷，是治療失眠的最好的食療方法之一。

小米也叫粟米，就是穀子去殼後的物質，其營養價值、食療價值都比較豐富。小米中含有多種維生素、胺基酸、脂肪和碳水化合物，每百克小米中含蛋白質九點七克、脂肪三點五克、胡蘿蔔素零點一二毫克，另外，維生素B的含量也位居所有糧食之首，含鐵量比大米高一倍。所以，小米可謂是滋補的佳品。

營養學家透過研究發現，人類睡眠願望的產生和睏倦程度，與食物中蛋白質內色胺酸含量有關。色胺酸能促進大腦神經細胞分泌出一種使人欲睡的神經傳導物質——五羥色胺，是促進睡眠的一種良好的方法。換句話說，如果我們的飲食中能夠攝取合適量的色胺酸是有助於我們的睡眠的。

眾多的食物中，小米不僅營養豐富，其中色胺酸含量也名列前茅，每百克小米含色胺酸高達兩百零二毫克，並且小米蛋白質中不含抗血清素的酪蛋白。另外，因為含有澱粉，進食小米後能使人產生溫飽感，進而促進胰島素分泌，提高進入腦內色胺酸的數量。因此，小米熬粥對失眠患者來說是一條治療的有效途徑。熬小米粥的時候，失眠患者還可添加紅棗、紅豆、地瓜、蓮子等增加美味、均衡營養。

古代醫學也認為，小米有健脾、和胃、安眠的功用，熬成稍黏稠的小米粥，睡前半小時適量進食，能使人迅速發睏、入睡。

因此，當你苦尋千里，尋覓藥方時，多留心一下你身邊這些隨處可見的五穀雜糧，那是老祖宗留給我們的智慧，能幫你解決失眠之憂。但需要注意的，小米能夠助眠，但其不能代替藥物，在嚴重的失眠情況面前可能會稍顯弱勢，如果失眠情況嚴重還是應該到向專業醫生諮詢求治。

一日三餐金針花，助你夜夜睡得香

萱草生堂階，
遊子行天涯；
慈母倚門堂，
不見萱草花。

這是唐朝詩人孟郊寫的一首遊子詩，以萱草代表慈親的母愛，隨時撫慰遊子思念之情。這裡的萱草，也就是我們餐桌上常見的金針花。

也許有讀者會說：老師，你的雅性真高，一邊治病，一邊還念起詩歌來。其實，你們想錯了，我個人非常喜歡金針花，小時候，一到春天，我家附近的山上便開著黃燦燦的金針花，十分漂亮。每次，等到花快要凋謝前，我奶奶都會把它摘下來，放在窗台上晒乾，等到聚齊了十幾朵乾金針花後，放在水裡浸發，便可以和雞蛋、木耳、少許的肉，做一頓美美的金針花湯了。

追溯根源，金針花在歷史非常悠久，既是著名的觀賞花卉，又是有名的佳蔬良藥。《隨息居飲食譜》謂其：「利膈、清熱、養心、解憂積忿、醒酒、除黃。」可用於治療大便出血、小便不通、吐血、肺結核等。《滇南本草》說「其補陰血、止腰痛、治血崩、乳汁不通。」所以也是婦女產後補血、通乳之佳品。明代李時珍認為金針花「甘涼無毒、煮食治小便赤澀，解煩熱，除酒癌、利胸痛、安五臟，令人好歡無憂及明目。」

近代中外學者對金針花的藥用價值更有進一步發現，如日本學者把金針花稱「健腦菜」；《營養學報》曾評價金針花，具有顯著的降低動物血清膽固醇的作用。人們知道，膽固醇的增高是導致中老年疾病和身體衰退的重要因素之一，能夠抗衰老而味道鮮美、營養豐富的蔬菜並不多，而金針花恰恰相反恰恰相反具備了這些特點。

如此看來，金針花，這道普普通通的農家菜，可以稱得上是「皇家菜」，味鮮質嫩，營養豐富，含有豐富的花粉、糖、蛋白質、維生素C、鈣、脂肪、胡蘿蔔素、胺基酸等人體所必需的養分，其所含的胡蘿蔔素甚至超過番茄的幾倍，並且具有止血、消腫、鎮痛、通乳、健胃和安神的功能，能治療肝炎、黃疸、大便下血、感冒、痢疾等多種病症。

既然我們對它這麼了解，就應該好好的利用它。從前面我們知道，金針花又名忘憂草，顧名思義就知道具有鎮靜安神的作用，對容易心煩、失眠的人，以及因情緒不佳而暴食的人有不錯的效果。

除了可以把它煮湯喝，也可以與其他菜炒成各種美味佳餚。在這裡，我給大家推薦一道我自己家裡常有的菜，即準備雞肉一百五十克、冬菇十五克、金針花二十克、韭黃五十克、蒜茸五克再加上各種佐料，炒成一盤色香味俱全的「絲絲相扣」。這道菜裡，冬菇具有補脾健胃、益氣的功效，對脾胃虛弱、食慾衰退者可有一定的食療效果；雞肉具有溫中益氣、補精添髓的功效。兩者與金針花相配合，食療效果顯著。

如果嫌這個比較麻煩，還可以用於金針花三十克，水煮三十分鐘，去渣加冰糖再煮兩分鐘，取汁喝。睡前一小時溫服，連服十日，方可見效。這個祕方，我經常推薦給我的患者，很多失眠多年的人用此法已達到良好的效果，睡眠品質大為改觀。

如果是早上吃的話，可以用新鮮金針花二十朵、半塊豆腐、小半杯原味優酪乳、兩大匙芝麻、一小匙芝麻製成金針花醬喝。具體做法是先將新鮮金針花以滾水燙熟後放涼，備用；豆腐以紗布包起，用力擠出水分，擠得越乾越好，備用；芝麻先以小火翻炒，至芝麻粒用手指一揉即破的程度，將芝麻放入研缽中研磨，磨成細細的粉末；將豆腐也加入研缽中與芝麻共磨，接著加入四大匙優酪乳再磨勻即可食。怕酸的人可加一小匙蜂蜜風味更佳；此醬汁必須趁鮮食用，不可久置。

當然，你還可以根據自己的口味，將金針花進行變化風格和做法，成為你家餐桌上的家常菜，就能保你夜夜睡得香。

不過，金針花是近於濕熱的食物，瘍損傷、胃腸不和的人，以少吃為好，平時痰多，尤其是哮喘病者，不宜食用。

另外，新鮮的金針花含有秋水仙鹼，在人體內被氧化後產生有毒物質，會引起噁心、嘔吐等中毒狀況，所以在食用鮮品前先將其置水中浸泡至少一小時，或用開水燙後擠去汁液，做菜時炒熟煮透，才可去除有毒物質。食用乾品時，最好在食用前用清水或溫水進行多次浸泡後再食用，這樣可以去掉殘留的有害物，如二氧化硫等。

睡前一杯熱牛奶是對一日生活結束最好的獎賞

我小的時候，從來沒喝過牛奶，要喝的話可能要到農民的牧場去喝。開始工作以後，好像才逐漸出現了一種用瓷罐裝的牛奶，那時候，能喝上這樣一瓶奶，是一件很奢侈的事情。

現在，滿大街都是牛奶，各種各樣的，瓶裝的、袋裝的、利樂包裝的，還有各種口味的牛奶，純牛奶、優酪乳、高鈣牛奶等，我不得不感歎，生活在當今這個時代，真是一件非常幸福的事情。

據研究發現，國民的膳食普遍缺鈣，喝牛奶主要作用是對鈣的補充。睡覺的時候由於缺少了營養素（鈣）的來源，人體為了維持血鈣的平衡就只能從你骨骼裡游離出一些鈣到血液中，這樣就會影響你骨骼的發育和生長。早晨起來你第一次小便，尿中的鈣

睡前一杯熱牛奶是對一日生活結束最好的獎賞

（又叫尿鈣）基本上都是從你骨骼裡游離出來的。如果睡前喝上一杯牛奶，牛奶中的鈣就會加以補充，減少體內骨骼中鈣的流失，有益你的生長和發育，特別是對小孩子來說，每天必須保持五百毫升的牛奶。

而對於成年人來說，一整天都在和客戶應酬，各種數字、表格、檔案、電話、會議等等都要處理，好不容易回到了家，匆匆吃點晚餐後，恨不得馬上躺在床上呼呼大睡。這時，我希望你的動作稍微慢一點，先用熱水燙泡腳，然後在微波爐裡用一分鐘的時間預熱一杯牛奶，慢慢品味，保你一覺睡到大天亮。

所以說，每天睡前一杯溫熱的牛奶，是對一天生活結束的最美好的嘉獎。牛奶裡面含有一種胺基酸（L色胺酸），它會使大腦裡產生五羥色胺。五羥色胺可以抑制大腦的思維，使人產生睏意，達到幫助睡眠的作用。

像我隔壁的鄰居魏大姐，曾經由於房子的問題，有半年多的時間都沒有睡好，早上四五點醒來就睡不著了，有時半夜醒來之後，要一兩個小時才可以再入睡。於是，我建議她每天晚上喝一杯溫熱的牛奶可以改善睡眠。一個月下來，魏大姐發現自己入睡容易了很多，睡眠品質也提高到了最好的狀態，晚上想睡七八個小時都可以，睡得很香，第二天精力充沛。

睡前喝一杯牛奶，對睡覺的品質提高有很大幫助。但是，真正能達到幫助睡眠作用的牛奶並不是隨便喝多少都行，睡前喝牛奶以一百～兩百毫升為好，喝多了反而會影響睡眠。

另外，不是一天之中什麼時候都可以喝牛奶，最好的喝奶時間是晚餐後的半小時內，因為晚餐吃的東西通常比早餐多，有澱粉類的東西在胃裡，可以幫助牛奶中的蛋白質得到充分吸收，利用率是最高的。如果習慣早晨喝牛奶，之前最好吃點餅乾、麵包、饅頭之類，有利於營養成分的充分吸收。

因此，當你忙碌了一天身心疲憊的時候，當你焦躁不安的時候，當你輾轉反側難以入眠的時候，記得給自己沖一杯溫熱的牛奶，不用太燙，也不用太多，慢慢喝完，睡意就來了。

想做個好夢，吃點助眠水果吧

「藥補不如食補」，這個道理大家都懂得，可未必人人都能身體力行的去做。很多失眠的朋友總習慣去看心理醫生、吃安眠藥，結果花錢不少，效果卻不理想。其實，失眠者應該學會多吃點助眠水果，只要你能夠長期堅持吃一些水果，失眠可以不藥而癒。

▲**香蕉**：香蕉中富含讓人遠離憂鬱的維生素B6、對抗緊張情緒的礦物質鎂，還是人體必需

想做個好夢，吃點助眠水果吧

的胺基酸——色胺酸的來源，這幾種物質一同起作用，就成為人體製造血清素的主要原料，具有鎮定、安眠的功效。

▲**蘋果**：蘋果中含有果膠、蘋果酸、蛋白質、維生素C以及多種微量元素，具有生津潤肺、補腦養血、安眠養神、解暑除煩、開胃消食、醒酒等功效。其濃郁的香味，對人的神經有很強的鎮靜作用，能催人入睡。

▲**葡萄**：葡萄具有健腦、強心、開胃、益氣、增力、除濕等功效，適用於失眠、神經衰弱等症。另外，葡萄中含有豐富的睡眠輔助激素——褪黑素。褪黑素是大腦中松果體分泌的物質，可以幫助調節睡眠週期，並能治療失眠。

▲**烏梅**：具有安神、下氣、除熱等功效的烏梅適用於失眠、傷寒煩熱、口乾少液、痰咳不止等症。

▲**桂圓**：含有豐富的鐵、維生素A、B群維生素、葡萄糖、蔗糖等成分的桂圓，具有開胃益腸、養血安神、壯陽益氣等功效。

經常熬夜加班，會一點一滴耗損體內的「陰氣」，變成「陰虛」體質，就算精疲力竭上了床，卻睡不著，要不就是腦袋裡連番上演各種夢境，覺得沒法好好休息。時間長了更會發現，記憶力也在不斷下降。如果你是這種「夜貓子」，就需要「滋心陰、養心神」了。這時，用桂圓和適量的紅棗、蓮子及糯米一同煮成粥，早上食用；或用六顆桂圓肉、十克蓮子及芡實，加五百毫升水煮成茶飲，每天早晚溫熱喝一次，能養心安神。但感冒中，或有口乾舌燥等「上火」症狀的人，不宜吃桂圓。

▲**紅棗**：紅棗中含有蛋白質、糖、維生素C、鈣、磷、鐵等，具有補脾安神作用，晚餐後用紅棗加水煎汁服用，或與百合煮粥食用，能加快入睡時間。

▲**奇異果**：奇異果中含有豐富的鈣、鎂及維生素C，有助於神經傳導物質的合成與傳遞，具有穩定情緒及抑制交感神經的作用。每天食用兩顆奇異果，就可以將睡眠品質提高百分之四十。

除了以上幾種助眠水果外，還有很多食物也有助眠的作用，如蜂蜜、醋和全麥麵包等。中醫認為，蜂蜜有補中益氣、安五臟、合百藥的功效，要想睡得好，臨睡前喝一杯蜂蜜水可以達到一定的作用。醋中含有多種胺基酸和有機酸，消除疲勞的作用非常明顯，也可以幫助睡眠。而全麥麵包中含有豐富的維生素B，它具有維持神經系統健康、消除煩躁不安、促進睡眠的作用。

但是，如果你不小心吃了一些食物，就會導致失眠，比如咖啡，還有辣椒、大蒜、洋蔥等會造成胃中有灼燒感和消化不良，進而影響睡眠。油膩的食物吃了後會加重腸、胃、肝、膽和胰的工作負擔，刺激神經中樞，讓它一直處於工作狀態，也會導致失眠。還有一些如豆類、大白菜、洋蔥、玉米、香蕉等食物在消化過程中會產生較多的氣體，從而產生腹脹感，妨礙正常睡眠。

總之，大千世界，無奇不有，聰明的你，應該學會如何吃，吃得好，才能讓你睡得好，吃得妙，才能讓你睡得甜。

若要不失眠，煮粥加白蓮

藥王孫思邈在《千金要方》中指出「為醫者，當須洞曉病源，知其所犯，以食治之，食療不癒，然後命藥」，這句話體現了「藥治不如食治」的原則。在人們越來越崇尚自然療法的今天，治療失眠也要從食療著手。這種方法成本低，沒有副作用，人們在享受美食的過程中就可以袪除失眠，何樂而不為呢？

每年夏天一到，老年朋友特別是患有高血壓、心臟病以及肥胖的人，常常由於天氣炎熱而出現失眠現象。而蓮子具有除煩熱、清心火、養心安神等作用，正如諺語所說：「若要不失眠，煮粥加白蓮。」

這裡的白蓮，就是我們常見的蓮子。中醫學認為，蓮子味甘澀、性平，入心、脾、腎經，具有補脾益腎，養心安神之功，可以收斂浮越之心陽，使人寧靜而容易入睡，被《神農本草經》列為上品，《本草拾遺》、《本草綱目》、《本草備要》中都有據可查。

現代藥理研究也證實，蓮子有鎮靜、強心、抗衰老等多種作用。蓮子營養十分豐富，除含有大量澱粉外，還含有β-谷甾醇，生物鹼及豐富的鈣、磷、鐵等礦物質和維生素。每一百克蓮子含鈣八十九毫克，含磷量可達兩百八十五毫克，鉀元素雖然不足二點一毫克，但在所有動、植物食品中卻位居榜首。

那麼，蓮子怎麼食用才有促進睡眠的作用呢？下面我給大家介紹幾種行之有效的食療方：

▲**蓮子粥**：將兩百克嫩蓮子發脹後，在水中用刷把擦去表層，抽去蓮心沖洗乾淨後放入鍋內，加清水在火上煮爛熟，備用將粳米淘洗乾淨，放入鍋中加清水煮成薄粥，粥熟後摻入蓮子，攪勻，趁熱服用。這道粥可經常服用，效果甚佳。

▲**蓮子紅棗湯**：將兩節蓮藕去皮切塊洗淨瀝乾，四兩紅棗和二兩蓮子用水浸泡至軟後撈起，將藕塊和紅棗、蓮子加適量冰糖與水煮一個半小時，至食材軟透即可。這道湯可補血潤膚，是長期疲勞過度，消耗精神的藥補食品。

▲**蓮子百合麥門冬湯**：蓮子十五克（帶心），百合三十克，麥門冬十二克，加水煎服。這個配方中用帶心蓮子以清心寧神，百合、麥門冬亦有清心寧神之效。用於病後餘熱未盡，心陰不足，心煩口乾，心悸不眠等。

▲**蓮子茯苓糕**：蓮子肉、茯苓各等份，白糖、桂花適量。先將蓮子肉、茯苓研成粉狀，加白糖、桂花適量拌勻，以水和麵，上籠蒸成糕即可。

還有一種最簡單的做法就是將蓮子五百克，冰糖三百克，上籠用文火蒸十分鐘即

若要不失眠，煮粥加白蓮

可。分服，宜常服。這道湯具有補脾養血，調經，適合月經不調的女士服用。

總之，無論哪種蓮饌，無不清香可口。歷代達官貴人常食的「大補三元湯」，其中一元即為蓮子。古今豐盛的宴席上，無不備有蓮饌，如宋代《武林舊事》描寫宋高宗的御宴、《西遊記》中的「天廚」御宴、《紅樓夢》中描寫的賈府盛宴，均有「蓮子肉」、「乾蒸蓮子」，而「蓮子湯」則是最後的壓席菜，尚有「無蓮不成席」之勢。

作為保健藥膳食療時，一般在製作時是不棄蓮子芯的，雖然蓮子芯是比較苦的，但這個蓮子中央的青綠色胚芽，有清熱、固精、安神、強心之功效，將蓮子芯兩克用開水浸泡飲之，可治療高燒引起的煩躁不安、神志不清和夢遺滑精等症，也用於治療高血壓、頭昏腦脹、心悸失眠。

看吧，這顆小小的、白白的、中間還帶苦味的蓮子，搭配起來做成食品對我們的身體作用還非常大。需要注意的是，蓮子雖好，也並非人人皆宜，那些經常有脘腹脹滿或大便祕結症狀的人就不適於服用。

百合，你身邊的「安眠藥」

像我們這樣年紀的人，大多數人對花都沒多大感覺，唯獨我，對百合花情有獨鍾。書桌上的花瓶裡百合花總是靜謐的開放，感覺很好。

百合花是一種世界名花。早在西元四世紀時，人們只作為食用和藥用，到了南北朝時代，梁宣帝發現百合花很值得觀賞，他曾詩云：「接葉多重，花無異色，含露低垂，從風偃柳。」讚美它具有超凡脫俗，矜持含蓄的氣質。至宋代種植百合花的人更多。大詩人陸游也利用窗前的土丘種上百合花，他也詠曰：「芳蘭移取遍中林，餘地何妨種玉簪，更乞兩叢香百合，老翁七十尚童心。」

每次去飯店點菜，我必點的一個菜，就是「西芹百合」，簡單，好看，又營養。就像我每次推薦給我的患者朋友一樣，每頓餐桌上必不可少的菜，就是百合。

百合，最早出自於《神農本草經》，其性味甘寒，養陰潤肺，清心安神。研究表明，百合含有多種生物鹼和蛋白質、脂肪、澱粉、鈣、磷、鐵及多種維生素等營養物質，具有潤肺、止咳、平喘和清熱、養心、安神等功效。因此，百合對於夏日燥熱引起的心煩失眠、咽乾喉痛、鼻出血以及神疲乏力、食慾不振、低熱失眠、心煩口渴等症狀均具有良好的治療作用，而且還可用於夏季心火肺熱所導致的急慢性濕疹、皮膚炎、痱癤、痤

百合，你身邊的「安眠藥」

瘡等皮膚病的治療。

因此，當你苦苦尋覓各種治療失眠的藥方時，不妨去超市買點百合回來，無論是煮粥，還是炒菜，抑或是燉菜，泡茶，對你的睡眠都非常有益，是你最好的「安眠藥」。

比如用綠豆一百克、粳米或糯米適量，加水適量煮熟，再加入五十克洗淨的鮮百合略煮片刻即可。在食用之前，加入白砂糖或者冰糖調味。這道粥適用於咽喉乾咳、熱病後餘熱未盡、煩躁失眠等症的治療。

再比如用芡實、白扁豆、蓮肉、山藥、紅棗、桂圓、百合各六克煮四十分鐘，然後加入一百五十克大米，煮至米熟粥稠就可以了，加入少許糖分頓吃，連吃數日。這道粥具有健脾和胃、補齊益腎、養血安神等作用。

再比如用小麥、百合各二十五克，蓮子肉、首烏藤各十五克，紅棗二個，甘草六克製成茶，放入保溫瓶中，隨時飲用，具有益氣養陰、清熱安神，適用於失眠多夢、神志不寧、心煩易燥、心悸氣短、多汗等症。其具體做法是，先將以上六種材料用冷水泡半小時，倒入鍋內，加水七百五十毫升，用大火燒開後，改用小火煮三十分鐘即可。

再如用百合三十克放入鍋中加水煮軟，再放入紅酒一百克和一小勺糖，再倒入兩百毫升水，煮一下就可以吃了。這個配方中百合清心安神，紅酒可促進血液循環，幫助睡眠，可以經常飲用。

瞧瞧，百合，一種普通、實惠的原料，經過巧妙搭配，簡單加工，加入少許調味料，便成了一盤美味可口的「助眠菜」，是不是比你天天吃安眠藥好多了？

第10章　拯救睡眠：一味中藥，睡到自然醒

中醫認為，失眠常為情志所傷、久病體虛、飲食不節、勞逸失度等引起陰陽失調而發病。古人有「不覓仙方覓睡方」之說。中藥治療失眠主要是透過調整人體功能而起作用，故而具有平和、安全、療效好、作用持久的特點。中藥是治療失眠的主要手段之一，如苦參、丹參、五味子、酸草仁、王不留行等很多單味中藥有利於調心安神，提高睡眠品質。

遠離失眠的六道中藥湯

因為愛好，我時常會翻閱一些古詩歌，其中的韻味和格調非常難得，念起來朗朗上口。接觸多了，就發現古人特別是很多有才華的詩人，比如蘇軾，就寫過很多有關「夜難眠」的詩詞，比如這句「轉朱閣，低綺戶，照無眠。不應有恨，何事長向別時圓？人有悲歡離合，月有陰晴圓缺，此事古難全。但願人長久，千里共嬋娟。」意境很美，引人入勝，最後一句還成了千古名句。

我不太確定這些才子是否會失眠，或者其真正原因是他們喜歡晚上創作，白天睡覺，但從這些詩句中，發現他們所體會的失眠與現代人相差不大，只不過這些才子把在床上輾轉反側的時間用在創作詩句上。這不失為是一種對付失眠的好辦法。

不過，失眠的日子真的滋味真的不好受，日日催人老，皮膚變暗變粗、眼角細紋增多，黑眼圈從無到有，更為厲害的是影響人的心情，影響人工作的效率，危害人的身體健康。

中醫認為失眠的原因很多，思慮勞倦、內傷心脾、陰陽不交、心腎不交、陰虛火旺、心氣虛以及胃中不和等因素，均可影響心神而失眠。失眠的發生常與心脾肝腎以及陰血不足有關，其病理變化總屬陽盛陰衰，陰陽不交。

遠離失眠的六道中藥湯

臨床上，中醫治療失眠的原則在補虛瀉實、調整臟腑氣血陰陽的基礎上輔以安神定志是本病的基礎治療方法。實證宜瀉其又餘，如疏肝解鬱，降火滌痰，消導和中。虛證宜補其不足，如益氣養血、健脾、補肝、益腎。實證日久，氣血耗傷，亦可轉為虛證，虛證夾雜者，治宜攻補兼施。安神定志法的使用要結合臨床，分別選用養血安神、鎮驚安神、清心安神等具體治法，病配合精神治療，以消除緊張焦慮，保持精神舒暢。

在這裡，我給大家推薦六道中藥湯。

第一道，酸棗仁湯。做法是將酸棗仁三錢搗碎，水煎，每晚睡前一小時服用。酸棗始載於《神農本草經》，列為上品，在治療失眠的藥方中經常見到，搭配不同的材料，起不同的效果。這裡的酸棗仁湯，酸棗仁能抑制中樞神經系統，有較恆定的鎮靜作用。對於血虛所引起的心煩不眠或心悸不安有良效。

第二道，靜心湯。做法是將龍眼肉、川丹參各三錢，以兩碗水煎成半碗，睡前三十分鐘服用。前面我們知道龍眼有壯陽益氣、補益心脾、養血安神、潤膚美容等多種功效，可治療貧血、心悸、失眠、健忘、神經衰弱及病後、產後身體虛弱等症可達到鎮靜的效果，而川丹參最早記載於《神農本草經》，有活血祛瘀、安神寧心的作用。這兩種藥搭配起來對心血虛衰的失眠者，功效較佳。

第三道，安神湯。做法是將生百合五錢蒸熟，加入一顆蛋黃，以兩百毫升水攪勻，加入少許冰糖，煮沸後再以五十毫升的冷開水攪勻，於睡前一小時飲用。百合是你身邊最好的安眠藥，這個自然就不用解釋了。

第四道，三味安眠湯。做法是將酸棗仁三錢，麥門冬、遠志各一錢，以水五百毫升煎成五十毫升，於睡前服用。這裡又一次出現了酸棗仁，可見它的作用之大，麥門冬本身不治失眠，但《藥性三字經上》說：「麥門冬，能養陰，清肺火，水自生。」再加上遠志的功效是安神益智，祛痰，消腫，三種藥材搭配起來具有寧心、安神、鎮靜的作用，催眠的效果當然就不言而喻了。

第五道，桂圓蓮子湯。做法是將取桂圓、蓮子各二兩煮成湯。別小看了這兩種普通百姓常見的藥材，二者和在一起具有養心、寧神、健脾、補腎的功效，最適合於中老年人、長期失眠者服用。

第六道，養心粥。做法是取黨參三十五克，去核紅棗十枚、麥門冬、茯神各十克，以兩千毫升的水煎成五百毫升，去渣後，與洗淨的米和水共煮，米熟後加入紅糖服用。這道粥的作用對於心跳加快、健忘、失眠、多夢者有明顯療效。

以上六道中藥，是我翻閱了歷代經典醫書，再加上多年臨床實驗，總結提煉出來的。不過，大家在實踐運用的時候，一定要對症下藥，否則可能會適得其反。

巧用珍珠，輕鬆出「睏」境

每次去外地旅遊，我都會挑選一些當地的特產帶回來送人。有一年，我去海島旅遊，真是一個漂亮的地方，走在海邊的沙灘上，天空湛藍湛藍，海水湛藍湛藍，腳底下的細沙軟軟的，海天合一，感覺很美，很妙。

回程之前，我挑選了很多海鮮以及配飾等，準備回來分給大家，另外我還買了兩盒珍珠粉，這個想法，是從看到海灘上成片的貝殼想到的。

回到家後，果不其然，一屋子的人迎接我們的到來。按照常規，我把這些特產分給大家，每個人拿著自己的禮物各自欣賞起來。突然，我看到躲在屋角的堂姐手裡什麼也沒有，也沒有著急向我要，於是，我趕緊翻翻包裡，看還有什麼可以送的。在行李包的側包裡，發現兩盒珍珠粉，這兩盒珍珠粉送給堂姐。聽說珍珠粉可以美容，我想滿臉痘痘，皮膚黯沉的堂姐一定可以用上的。之後，大家各自工作去了。

半個月後，一次家庭聚會中，再次遇見堂姐，發現原來臉色灰暗的她竟然有點光彩奪目的感覺，而且家人都誇她比以前漂亮了，紛紛問她用了什麼化妝品。堂姐詭祕地一笑，看著我說：「我什麼化妝品也沒有用，就抹了堂弟給的珍珠粉，真的有那麼好效果嗎？」大家不約而同點點頭。堂姐又說：「其實我根本就想不起來要抹化妝品的，最近幾個月我天天晚上睡不著覺，經常到十二點多睡，早上也起得早。我以為是更年期的問題，就沒怎麼注意。後來一想，反正也睡不著，就乾脆來做點珍珠面膜吧，再後來，我認真看了看說明書，吃珍珠粉也可以，就一邊抹，一邊吃。到現在，我已經用完一盒了，第二盒也開始用了。」

這麼一說，我恍然大悟，原來只是好奇買點珍珠粉回來送人的，沒想到卻起了這麼大的作用，虧我對這方面還一直做研究。

珍珠，是一種古老的有機寶石，產在珍珠貝類和珠母貝類軟體動物體內，由於內分泌作用而生成的。早在遠古時期，人們就非常喜愛珍珠的晶瑩剔透，而把珍珠作為飾品戴在身上。珍珠作為藥物，最在《本草述鉤元》中提到：「心虛有熱則神氣浮越。」「肝虛有熱則目生障翳。」珍珠稟太陰精氣，除二經之熱。因肝虛而內受風邪，臥則寬散不收，似手驚悸者，珍珠母丸主之。《雜病廣要．臟腑類．驚悸》中亦提到：治肝經因虛內受風邪，臥則魂散而不守，狀者驚悸，珍珠丸治之。一些藥典也記載珍珠具有安神定驚作用，用於驚悸失眠。自古以來，中醫治療失眠，煩躁都以珍珠為主方並流傳至今。

珍珠粉中含有多種胺基酸和大量的鈣、銅、鋅等微量元素。它們對大腦神經細胞具有營養作用，人體吸收後就能使過度興奮而導致疲勞的細胞得到滋養，使之安靜下來，特別是珍珠粉所含的微量元素在大腦中樞中達到「安撫與鎮定」作用。因此失眠患者服用珍珠粉後，過度興奮，疲勞的腦細胞可以獲得充足的滋養，自然進入休息狀態，解除失眠症狀。另一方面，珍珠具有滋陰潛陽的作用，可以讓失眠患者的陰氣獲得助長，陽氣受到壓制，使得陰氣盛過陽氣，到達中醫理論中所謂「陽入於陰則寐」的狀態，人體即可自然而然的進入睡眠狀態。

除了助眠的作用，珍珠還有美膚的作用，這裡的美膚理念和助眠其實是殊途同歸的。和人需要適時休息一樣，皮膚也需要合理的休息和呵護。皮膚的代謝在晚間最為旺盛，其血液供應也是在睡眠時最為充足。此時人體的肌肉、內臟器官尤其是消耗系統出於相對瓶頸的狀態，而皮膚血管則完全開放，血液可充分到達皮膚，為其提供充足的營養和氧氣。皮膚在血液的供應下，進行自身的修復和新生，達到預防和延緩皮膚衰老的作用。所以，皮膚的美麗實際上是在睡眠中孕育的。如果你錯過了睡眠這個良機，恐怕你美麗的皮膚就會受到傷害，變得乾澀、粗糙、晦暗、皺紋等。如果你的睡眠品質有問題，應該馬上採取改善措施，定時定量服用珍珠粉就是不錯的選擇。在這裡，我給大家推薦內服珍珠粉，每天二次，每次一克。

回過頭來看失眠，人們之所以會失眠，大致是由於生活節奏太快、生活壓力引起的憂鬱、焦慮和飲酒、夜生活等不良生活習慣以及疾病、不良睡眠習慣、晝夜輪班工作以及個人和家庭生活上重大變化等都可以導致睡眠不好。對於失眠現象，醫學上經常使用的是服食安眠藥或類似的鎮靜劑。然而，任何形式的安眠藥都可產生副作用，因為這些藥物大多數是化學合成劑，雖對大腦中樞神經具有鎮靜作用，但它們一旦進入人體，就難以清除，久而久之，就會對整個中樞神經系統產生毒害作用，能夠引起精神萎靡、難以興奮、記憶力下降食慾不振等病態現象。

而珍珠卻有安神和鎮定的作用，比起副作用大的安眠藥、鎮靜劑之類的，效果卻好得多，可以說是一劑「天然的安眠藥」。當然，珍珠粉不是神藥，對於情緒障礙、興奮、焦慮、憂鬱等所致的失眠，首先應進行精神上的自我調適，解除煩惱，消除疑惑和恐懼，同時，恢復正常良好的生活習慣，如睡前不喝濃茶、咖啡，禁菸酒，少談話，少思考，再適度的運動，都可以提前驅除失眠的惡魔。在此基礎上，配合服食珍珠粉，則能夠達到改善睡眠品質和或延長睡眠時間並無毒副作用的效果，從而使身體得到充分的休息。

選擇科學中藥，還需對症下藥

很多失眠患者在看望醫生之前，都會自行服用少劑量的舒樂安定之類的安眠藥助眠。但是，在購買藥時，負責人的醫師會強調，安眠藥不可常吃，一般最多只能連續

選擇科學中藥，還需對症下藥

服用四周。

我們都知道鎮靜類藥物的副作用和成癮性，但對於幾乎是依靠藥物作用才能入睡者，四周之後不吃安眠藥，又有什麼更好的辦法來幫助睡眠呢？其實，用中藥進行調節是一個不錯的選擇。尤其是學會選用科學中藥來改善睡眠，對於長期睡眠不佳者，既能從失眠的病因上加以調節，達到安眠的作用，又有服用方便之利。

中醫學是以陰陽五行作為理論基礎，採用望聞問切作為治療手段，探求病因、病性、病位，分析病機及人體內五臟六腑、經絡關節、氣血津液的變化，判斷邪正消長，進而得出病名，歸納出症型，以辯證論治原則，運用多種治療手段，使人體達到陰陽調和而康復。在臨床中也證實，中醫中藥治療失眠不論是從調整體質還是從遠期療效上，都要優於鎮靜安神的西藥。

中醫稱失眠為「不寐」、「不得臥」、「目不瞑」等。因其誘發原因和症狀各不相同，治療用藥需因人而異。失眠患者如果還是有心悸怔忡，夜不成寐，反應遲鈍，易忘事，口舌生瘡，口乾，易驚，氣短的症狀，可選用滋陰養血，補心安神的補心丸。如果伴有健忘，失眠，心慌，頭暈，氣短，膚倦乏力，食慾不振，臉色黃白，動則心慌驚跳，勞累，激動等症狀，可以選擇益氣健脾，養心安神的歸脾丸。如伴有頭暈耳鳴，健忘，記憶力下降，腰膝痠軟，潮熱，手腳心發熱，睡著時大汗淋漓，醒來反而不出汗，屬於腎陰虛型失眠，可以選擇傳統的地黃丸系列方劑。

在這裡，我把一些常用的鎮靜類科學中藥以及功能列舉出來，給大家做一個參考。

▲**人參歸脾丸**：適用於心脾兩虛的失眠者。症見：失眠伴有多夢易醒，心悸健忘，頭暈目眩，肢倦神疲，飲食無味，臉色少華。舌質淡，苔薄，脈細弱。

▲**天王補心丹**：適用於陰虛血少失眠者。症見：失眠健忘，心裡一陣陣發慌，且手腳心發熱、舌紅、舌尖生瘡，常伴有咽乾少津、五心煩熱、盜汗、臉頰痤瘡或有手足震顫等症。

▲**朱砂安神丸**：適用於熱擾心神失眠者。症見：失眠心悸，心神不寧，坐立不安，頭暈耳鳴，健忘，腰痠夢遺，手足心熱，口乾津少等。

▲**安神補心丸（膠囊）**：凡入睡困難或多夢易醒的失眠者，如還伴有心悸、心煩、咽乾口燥、盜汗、耳鳴、頭暈，就可選用此藥。

▲**柏子養心丸**：適用於氣虛而致的失眠。症見：難於入眠，易於驚醒，膽怯心悸，遇事善驚，氣短倦怠，動則心慌，小便清長，舌淡。

▲**牛黃清心丸**：適用於心火旺盛而致的失眠。症見：失眠伴有頭昏沉、心煩、大便乾、舌尖紅且有芒刺等。失眠伴有神經性頭痛而熱象比較突出的人選用此藥，可達到良好效果。

▲**加味逍遙丸**：適用於肝悶氣滯型失眠者。症見：入睡困難，夜晚臥床，輾轉難眠，日間精神憂鬱，胸脅脹痛，痛無定處，脘悶腹脹，打嗝頻作等症。此類患者的失眠多因緊張、生氣而致。

選擇科學中藥，還需對症下藥

▲**龍膽瀉肝丸**：如果失眠伴有性情急躁易怒，不思飲食，口渴喜飲，頭脹目赤，口乾苦，小便黃赤，大便祕結，舌質紅，苔黃者，即可選用該藥。

▲**越鞠保和丸**：適用於脾胃失和型失眠者。中醫稱「胃不和則臥不安」。對於夜間睡不安穩，時睡時醒，多夢，並伴有口膩、口淡，厭食，胃脘不適，大便不成形等症者，用和胃健脾安神的越鞠保和丸最為適當。

▲**七葉安神片**：有些老人晚上覺得胸悶，有冠心病者入睡也受影響，可以服用七葉安神片以活血安神助眠。常有胸痛、胸悶發作者，還可以加服血府逐淤膠囊。

▲**參松養心膠囊**：適用於營氣不足而失眠者。症見：睡眠不安，通宵似睡非睡，常有噩夢，白天精神不振，健忘，注意力不集中，伴心慌等。

需要注意的是，服用科學中藥要注意所選藥的禁忌症。失眠者要學會自我調節，消除睡前緊張情緒，不要一上床就擔心睡不著，強制自己數數字、聽鐘錶聲，這些方法更容易造成大腦緊張，發生緊張性失眠，可以在睡前用溫水洗澡，熱水泡腳，足心按揉，聽柔和音樂等，使精神放鬆，安然入睡。

另外，如果出現下列幾種情況的失眠，不適宜自我藥療。

一、患者失眠伴發情緒波動、精神緊張、疲乏，或伴有呼吸、心血管系統疾患，不要自我藥療，應去醫院就醫。

二、感染、中毒、顱腦損傷引起的失眠，同樣不宜自我藥療，建議去醫院看醫生。

三、兒童、老年人、孕婦和哺乳期婦女出現失眠時，建議由醫生診斷後，遵醫囑用藥。

四、長期失眠的患者不可以去藥局購買鎮靜助眠藥自我藥療。因為長期失眠大多由精神障礙所致，如憂鬱症、思覺失調症或藥物成癮等，其病情較嚴重，因此，必須在醫生指導下使用助眠藥。

失眠者請對號入座，尋找自我修補方案

我經常碰到很多失眠的朋友，見到我的第一面感覺是見了救星一樣，大部分人都說，害怕吃安眠藥，安眠藥的副作用相當大，萬一身體產生抗體了，越吃越多，體內的毒素越積越多，最後該怎麼辦呢？

相對來說，中醫療法，就沒有那麼大的副作用。

我們都知道，中醫講究辨證治療，針對人體的各種症狀提出不同的藥方。總體來說，分為以下幾種。

一、**心腎不交**

古代講要睡子午覺，要練子武功，所追求的境界就是要保持心腎相交。心腎相交是身體最和諧的一種狀態，養護人體的生機。

失眠者請對號入座，尋找自我修補方案

如果一個人每天超過十二點，甚至凌晨一點也不睡覺，白天也不睡子午覺，那麼心主火在上，腎主水在下，在子時心火下降，腎水上升，水火相濟，得以維持人體正常的水火、陰陽平衡。水虧於下，火炎於上，水不得上濟，火不得下降，心腎無以交通，故心煩不寐。

那麼，我們要做的就是讓心腎相交，這裡給大家推薦一種用以黃連、肉桂為主的交泰丸。交泰丸源自明代韓懋的《韓氏醫通》。方中黃連清心降火為君，少佐肉桂，以引火歸元，共達水火既濟、心腎交通之功效。《四科簡要方．安神》篇中說：「生川連五錢，肉桂心五分，研細，白蜜丸，空心淡鹽湯下，治心腎不交，怔忡無寐，名交泰丸」，指出了方中黃連與肉桂配伍的比例為十比一。

若以上方子覺得藥力不足的人，可合用黃連阿膠湯（黃連、黃芩、阿膠、白芍、肉桂、雞子黃等）；有的患者心陰虛為主者，可用天王補心丹；腎陰虛為主者，可用六味地黃湯加夜交藤、酸棗仁、遠志等熬製成湯藥服用。

此外，對症狀較輕的患者，每晚睡覺前熱水泡腳，邊泡邊用手按摩腳底湧泉穴，左右腳不斷交替用力按摩。湧泉穴為足少陰腎經的井穴（腎經之氣所出，如水的源頭），用熱氣熏它，並按摩它，有滋陰降火、引火歸源的作用，對心腎不交型失眠療效明顯。

二、肝鬱血虛

中醫認為，「肝氣虛則恐，實則怒。心氣虛則悲，實則笑不休」。簡單的說，就是如果有人受了氣無法發洩出來，常常一個人獨自生悶氣，就容易肝氣鬱結，即使入睡了，也容易多夢受驚，平時性情急躁，容易大動肝火，這就是肝氣長期鬱結得不到疏泄所致。

這種情況，我們主要是疏泄肝氣，補足血氣，清肝瀉火，可用酸棗仁湯加柴胡。其配比是：酸棗仁九九克，甘草三三克，知母九九克，茯神十二十二克，川芎六六克，柴胡十二克。這個方子中，酸棗仁養肝血、安心神；川芎調暢氣血，疏達肝氣；茯神、甘草寧心；知母清熱除煩；酌加柴胡以加強疏肝的作用。

有的人生病後血虛肝熱而失眠，宜用琥珀多寐丸（琥珀、黨參、茯苓、遠志、羚羊角、甘草）。若肝鬱化火者，宜用丹梔逍遙散（當歸、白芍藥、白朮、柴胡、茯苓、甘草、煨薑、薄荷、丹皮、山梔）加忍冬藤、夜交藤、珍珠母、柏子仁之類。

三、肝膽兩虛

肝藏血，主疏泄，對氣血津液的生成、輸布和代謝有重要的影響。《黃帝內經》裡說：「人臥則血歸於肝。」

中醫認為，失眠分為虛證和實證，而肝膽兩虛顯然是虛證。肝膽兩虛不可忽視，張仲景曾用酸棗仁湯治「虛勞虛煩不得眠」，這就是從肝鬱血虛主治，而《本草經疏》說：「病後不得眠，屬膽虛」。

因此，我們要借用老祖宗的智慧，進行補益肝膽，養血安神，那就是用酸棗仁湯合珍珠丸。酸棗仁九克，茯苓九克，知母九克，川芎九克，甘草三克，珍珠母十二克，龍齒十二克，柏子仁十二克，當歸九克，地黃九克，人參三克，犀角三克，沉香三克。這個方子中，酸棗仁湯補益膽虛之效，珍珠丸具有鎮膽虛之驚，二方共達補益肝膽，養血安神之功用。如果是由於膽氣虛弱所致，則可選用參胡溫膽湯（黨參、柴胡、麥門冬、茯苓、桔梗、橘紅、香附、半夏、枳實、竹茹）。（注：這裡的酸棗仁是指炒酸棗仁。）

四、心脾兩虛

失眠的人往往不易入睡，睡中多夢，易醒，醒後再難入睡，或者有心悸、神疲、乏力等症狀，這就是典型的心脾兩虛。這類人大多為勞心過度，傷心耗血而引起的氣血不足，氣血不足就不能奉養心神，直接後果就是失眠。

要治好這一類型的失眠，就要補益心脾，養血安神，不妨來一劑歸脾湯。其配比是黨參三十克、黃芪十八克、當歸十二克、龍眼肉十二克、白朮八克、木香六克、陳皮六克、茯神十五克、酸棗仁十八克、遠志十五克。方中黨參、黃芪補心脾之氣，當歸、龍眼肉養心脾之血，白朮、木香、陳皮健脾暢中，茯神、酸棗仁、遠志養心安神，共奏補益心脾、養血安神之功效。

如果是心血不足的人，可加白芍十克，熟地、阿膠珠各十二克，以養心血；如不寐較重者，酌加五味子十二克、柏子仁十五克，有助於養心安神，或加合歡皮十二克，夜交藤、龍骨、牡蠣各三十克，以鎮靜安神；如兼見脘悶納呆，苔滑膩者，加半夏、厚朴各十克，陳皮十二克，茯苓十五克，以健脾理氣化痰。

五、陰虛火旺

有的人失眠，常常表現為心煩、入睡困難，同時兼有手足發熱、盜汗、口渴、咽乾等症狀，這就是陰虛火旺型失眠。

傳統的中醫方法就是滋陰降火，清心安神。這類病人最好服用黃連阿膠湯。其配比是黃連三克、阿膠九克、黃芩九克、雞子黃兩枚、白芍九克。水煎二次，阿膠烊入，用生雞子黃調入藥汁，分二次溫服。

這個方子中，黃連、黃芩降火，白芍、阿膠、雞子黃滋陰，共達清心安神之功效。

六、心虛膽怯

很多人失眠是由於驚嚇過度而不得入睡，即使勉強入睡又特別容易驚醒，整天精神恍惚，心神不安，膽怯恐懼，這些都是心虛膽怯的表現。

因此，我們要做的是益氣鎮驚，安神定志，最好選用安神定志丸。

其配比是茯苓十五克，茯神、遠志各十克，人參六克，龍齒三十克，石菖蒲十二克。這個方子中，人參益氣，龍齒鎮驚為主，配茯苓、茯神、石菖蒲補氣益膽安神。共奏益氣鎮驚、安神定志之功效。

以上總結了影響失眠的六個主要方面，還有很多的細枝細末由於篇幅的關係不能一一講解。我只能說，歸根到底，失眠還是一個與「心」有關的問題，開心，寬心，放心，什麼問題都解決了。

頑固性失眠要綜合治療

每每有患者拿著安眠藥來找我時，我不單單對症下藥給他開藥方，還要追根究柢，找出失眠的原因。因為寥寥幾筆，一個方子不用幾分鐘就搞定了，但歸根到底的原因沒弄清楚，有時候失眠會反覆的。

在我的印象中，我曾經遇到過一位失眠長達二十餘年的病人。第一次走進我的診室，我大致大量了一下，大約五十多歲的男子，比較滄桑。

剛坐下，我就開始做記錄，「你好，請問多大年紀？」

「四十三歲。」該男子回答。

「失眠多長時間？」

「大約二十多年，曾兩次住院專門治療失眠，有一次為此住院長達半年之久。從我患病以來，中藥吃了數百劑，西藥吃的不計其數，幾乎所有治療失眠的藥物全吃過了，最終都產生了抗藥性，醫生對我的失眠無能為力。實話和你說吧，我就聽人說你的醫術還不錯，但二十多年來也聽過無數的人推薦，所以也不知道效果如何，你就死馬當活馬醫吧！」

聽他這麼說，我有點哭笑不得，這是一個被失眠活活這麼二十多年的人啊，有這樣的精神狀態說明他毅力夠堅強。於是，我進一步詢問：「你屬於什麼類型的失眠？」問這個問題，我覺得問法過於專業。

但是，他回答得更加專業：「我入睡一點都不困難，每晚十點鐘上床睡覺，是夜裡兩點醒來之後，再睡就很困難了，從凌晨兩點到天明一般是迷迷糊糊似睡非睡。」

看得出來，這是一種頑固性失眠。它的形成並非一朝一起形成的，治療也需要一定的時間來完成，不能剛開始治療沒幾天，看沒效果就換用其他辦法，這樣對失眠的康復是極其不利的。因此，針對這種頑固性失眠，我決定採用綜合治療法，一是用電針刺激雙側安眠穴，二是要求他每晚將入睡時間後延十分鐘（一直延遲到十一點半為止），三是要求他每天逐步增加體力活動（增加到兩個小時為止）。經過一段時間的治療，他可

頑固性失眠要綜合治療

以從十一點半睡到五點，他十分高興，但是效果很不穩定。

過了沒多久，他再一次來到我的診室，我們又開始了一番探討性的對話。

「睡眠時間變長了，感覺如何？」

「感覺好極了，這麼多年，第一次享受了睡覺的快樂。」

「那為什麼會不穩定呢？是不是有什麼事情？」

「沒什麼事情啊！」

「比如你的生活習慣、時間安排發生變動？」

「噢，經你這麼說我想起來了。在白天工作時特別在開會時，碰到無聊的會議時，我就經常打盹，處於半睡眠狀態。可能是白天大腦開工不足，剩下的能量到晚上發揮了出來，所以晚上就特別興奮。」

聽到這裡，我終於恍然大悟，對於這種頑固性失眠，需要患者十分配合醫生，如果光用藥，而平時生活中並不注意改變生活方式，睡眠習慣，那麼，再好的醫生也會沒轍。這位患者的問題在於設法使他白天大腦的興奮性提高，才能從根本上解決問題。

對於患有失眠症的人來說，除了服用必要的藥物之外，我認為比較好的治療方法就是針灸。在對失眠患者的治療過程中，我們採用電針刺激雙側安眠穴取得了良好的效果，治癒了多例患有頑固性失眠的病人，針灸療法能進一步鞏固。

需要注意的是，頑固性失眠症在睡眠的準備、姿勢和習慣方面一定要特別注意，一不小心病情就會反覆。

第11章

尋找失落的「伊甸園」：不用藥的失眠調理方案

睡眠問題成為了許多現代都市人的通病。不少患者採用各種方法而不得其效，更何況「是藥三分毒」，許多失眠者不想吃藥，特別是安眠藥物容易產生毒副作用和依賴性。實際上，不用藥也可以有效幫你調理睡眠，如音樂療法、運動療法、藥枕療法、精油療法等都可以幫你進入甜美的夢鄉！

穿上運動服，和周公有個約會

經常聽到身邊有人抱怨，「我每天睡足八個小時，為什麼還是覺得睡不飽？」「體檢時並沒發現問題，為什麼醒來仍覺得全身無力，沒精神？」而這種抱怨聲中，女性相對來說比男性多。

其實，睡眠品質下降，與人們的工作壓力、精神狀況有關，在工作壓力無法改變的情況下，運動是緩解這種症狀的最好辦法。

現在很多朝九晚五的上班族，固定上下班，晚上回到家，吃個晚餐，盥洗完畢，要麼小玩一會，要麼看會電視，然後就上床睡覺，早上要等到鬧鐘響才起床，然後匆匆忙忙爬起，迅速吃個早餐，就趕公車去了。一天之中，根本擠不出時間來運動。所以，很多人才會抱怨越睡越累。

為了讓你擁有一個高品質的睡眠，趕緊運動起來吧！一般說來，體溫在白天活動時會升高，而夜間睡眠時體溫降低。如果體溫上下波幅大，就容易獲得深度睡眠。淺眠的人，大多是白天體溫不太高，夜間體溫也不低。要想升高體溫，運動是最好的辦法。如果在白天積極運動，升高體溫，到了夜晚，體溫自然就下降了。而且經常鍛鍊身體，可使身心放鬆，加之適度的疲倦感，容易使人進入夢鄉。

穿上運動服，和周公有個約會

很多人又會問了，你看我的時間安排得這麼緊湊，哪裡擠時間來運動呢？這裡，我套用一句常見的話：時間是擠出來的，關鍵是你有沒有這個觀念。白天上班時，不要長時間保持固定姿勢，如坐姿、常用右手操作滑鼠等，晚上，睡覺時如果採用右側臥姿勢，就會加重身體右側的疲勞感，而這種局部的疲勞，會讓人感覺沒精神。這種全身各系統機能的非常態情況，只有透過運動調節，效果最明顯。

平時上下班走路的過程中，應該把所有的精力放在腿上。中醫講精氣神，神可調動氣；氣可以調動精，灌注到腿的關節之中。人體中流動的水分叫津液，津比較稀薄貫穿於肌膚之中，體溫熱時走汗道，體溫涼時走尿道。液比較稠貫穿於人的筋骨之中，潤滑關節。如果人走路精力不在腿上，胯關節、膝關節、踝關節，這些「人體軸承」得不到充足的潤滑油，時間久了，會把關節磨壞。另外，行走還需把握強度。走路腿輕快就走，腿累了就歇歇。因為腿累了如同汽車引擎缸熱了，再發動就會磨損零件。

回到家，吃完晚餐後，稍微出去散散步，「飯後百步走，活到九十九」。然後回家，做一些簡易的瑜伽體操，以舒展身心為主。在這裡，我給大家推薦簡單的動作。

一、平躺，將雙手雙腳伸直打開，身體呈「大」字形。手心朝上，眼睛閉上，下巴往脖子方向收。呼吸時用腹部力量帶動肺部進行收縮，五次呼吸為一組，每次做六組。

二、平躺在床上，雙手從頭頂伸直相交，努力向上抻拉片刻，直到感覺全身都舒展開來。

然後將雙臂放於體側，小腿折壓在體下，盡力將腰腹向上頂，深呼吸，直到感到自己的身體緊繃起來。或者可以坐起上半身，身體前屈，逐一抻拉腳趾、小腿，放鬆自己的身體，以便獲得七八個小時的優質睡眠。

當然，如果實在很忙，晚上沒有時間做運動的話，可以在回家的時候，提前一站下車步行，或者特意繞個遠路回家。但是，身體不舒服時不要勉強。運動也不一定非要在室外，比如在室內邊看電視邊原地踏步都是不錯的想法，入浴後，穿上寬鬆的睡衣，舒展一下四肢，打打太極拳，都是不錯的選擇。精神放鬆的舒展舒展筋骨，可以緩解肌肉痠痛，促進血液循環，有助於全身體溫的升高，讓你擁有一個香甜的睡眠。

睡一覺醒來後，如果覺得身體還沒達到理想狀態，就不要著急盥洗，建議做十分鐘相對劇烈一些的運動。首先身體直立，兩腿分開與胯同寬，腳尖向外，膝蓋微彎，臀部保持緊張，屈伸膝蓋，連做二十次蹲起運動。然後上床做二十次仰臥起坐。最後身體俯臥挺直，雙手從腦後抱頭，小腿和頭同時盡力向上抬起，連續做二十次。體能較差者可適當放慢節奏。身體不錯的年輕人還可以試試冷水浴或冷水擦身，每次三十秒到一分鐘，提神醒腦的作用也不錯。

不過，這裡的運動也要適度。我們常聽人說，「生命在於運動」，我覺得這句話還欠妥當，如果改成「生命在於適度的運動」就更加科學了。中等程度以下的運動能加快入睡時間，並加深眠深度，劇烈運動不能使人入睡快，卻能使人在後半夜睡得更深。因此，為了讓大家擁有一個香甜的夢，在運動時，也要注意下列幾個方面：

▲運動的最佳時間是下午晚些時候或傍晚時分，不要離睡眠時間太近。如果鍛鍊時間選擇在臨睡前，體溫就會上升，導致入睡困難。一些睡眠專家認為，睡前六小時進行運動最佳，達不到這個標準的，可以稍微推遲一點點。

▲運動的時間應持續三十分鐘以上。

▲運動的強度，以微微出汗為佳。

▲運動要經常進行，持之以恆。偶爾為之的鍛鍊對睡眠沒有促進作用。

▲不經常運動的人開始不宜從事劇烈的運動，運動量也不宜太大，以免過度疲勞，身體不適應，反而影響睡眠。

睡前小動作，帶你輕鬆入眠

忙忙碌碌了一天，終於下班回家，有了一點自己的私人時間，在這難得的寶貴時間裡，如果你選擇匆忙倒頭就睡的話，那麼，聽我一句：上床動作小一點！

為什麼要動作小一點？是有原因的。

如果你仔細觀察，一般沒什麼出差經驗的人，坐火車或飛機的時候，都會戴上邊框眼鏡，而不戴隱形眼鏡。因為長途旅行，勞累奔波，戴著隱形眼鏡，摘取非常不方便。如果不摘的隱形眼鏡睡覺的話，第二天起床肯定眼睛疼得受不了。人的眼角膜所需要的氧氣主要來源於空氣，而空氣中的氧氣只有溶解在淚液中才能被眼角膜吸收利用。白天睜著眼，並且眨眼動作對隱形眼鏡與眼角膜之間的淚液有一種排吸得作用，能促使淚液循環，缺氧問題不明顯。

但到了夜間，因睡眠時閉眼隔絕了空氣，眨眼的作用也停止，使淚液的分泌和循環機能相應減低，結膜囊內的有形物質很容易沉積在隱形眼鏡上。諸多因素對眼睛的侵害，使得眼角膜的缺氧現象加重，如長期使眼睛處於這種狀態，輕者就會使眼角膜周邊產生代償性新生血管，嚴重者則會發生眼角膜水腫、上皮細胞受損，若再遇細菌便會引起炎症，甚至潰瘍。所以，睡覺的時候，應該把隱形眼鏡摘下來，讓你的眼睛呼吸一下新鮮空氣。

有些愛美的女性朋友，更不要著急上床，打一盆清水，把早上精心描繪的臉上的妝容清除掉，然後摸上一層薄薄的保濕霜，這樣有利於夜間皮膚的呼吸與排泄廢物及汗液。如果清潔方法不正確，很容易造成眼睛紅腫。而且，夜間是皮膚呼吸的重要時間。人體在進入睡眠的階段，皮膚需要處於鬆弛狀態，毛孔舒張。如果不卸掉化妝品，容易

睡前小動作，帶你輕鬆入眠

造成皮膚緊張，難以入睡。我想，誰也不希望第二天早上醒來，發現自己有了熊貓眼，而且皮膚粗糙無比。

另外，女性朋友還要記得臨睡前脫掉胸罩，換上寬鬆的睡衣。長時間戴胸罩睡覺會影響乳房的血液循環和淋巴液的正常流通，不能及時清除體內的有害物質，久而久之就會使正常的乳腺細胞癌變，導致乳腺癌。這一點，每一個女性朋友都要做到。

喜歡戴手錶的朋友也要注意，睡覺時戴著手錶不利於健康。因為入睡後血流速度減慢，戴表睡覺使腕部血液循環不暢。如果戴的是夜光錶，還有輻射作用，輻射量雖低，但長時間的累積也可導致不良後果。

養成睡前刷牙的好習慣，這不僅是一種護牙的良好習慣，而且對幫助睡眠具有良好的促進作用。如果有戴假牙，請在睡前把假牙取下，戴著假牙睡覺，極有可能在睡夢中將假牙吞入食道，使假牙的鐵鉤刺破食道旁的主動脈，引起大量出血。因此，睡前取下假牙並清洗乾淨，這樣做既安全又有利於口腔衛生。

當以上步驟完成後，就停下來，稍微歇息一會，學會懶一點，不要看見客廳還有未收拾的飲料瓶、廁所的地板還沒拖，就立刻站起來打掃。現代都市家庭裡一般灰塵較多，在打掃衛生的過程中，家庭主婦往往使用清潔劑、空氣清新劑等化學產品，這些產品都有可能刺激人的呼吸系統，影響人的內分泌，不利於入睡。

多善待一下自己的身體，給自己準備一盆熱水，燙泡腳。腳是距離人體心臟最遠的部分，雙腳冰涼的人往往難以入睡，即使入睡也不容易獲得好的睡眠效果。在睡眠之前透過泡腳、熱水袋等方式，保持雙腳的溫度，容易提高睡眠的品質。

然後，躺在床上，閉眼，自然呼吸，把注意力集中在雙手或雙腳上，全身肌肉極度放鬆，用沉重感來體驗肌肉的鬆弛程度。默念自我暗示的語句：「我的腳越來越沉重了」，「我的下肢越來越沉重了」……「我的全身都越來越沉重了」。一意識到與四肢沉重感無關的意念，應立即停止，把注意力集中到對手腳沉重感的體驗上。一般的人都能在練習過程中放鬆入睡。

如果此法還不奏效，那你就嘗試數息法。古人稱呼吸為「息」，一呼一吸，就是一息。呼氣叫出息，吸氣叫入息。歷來的不論那一門派的所謂氣功，都重視呼吸的調節。所謂數息法，就是透過計數自己的呼吸，來達到心理放鬆，平靜入睡之目的。你可以計數入息，也可計數出息，從第一息數至第十息，然後再從第一息數起，常常不能數到十，或者數過了十，這是因為腦子裡就已經想股票市場或其他諸如此類的事了，這是正常現象，這時候，只好再從一數起。如此循環，不知不覺，已進入夢鄉。我有好幾常睡不著覺的患者，用這種數息法催眠，屢試不爽。

總之，睡覺是一件最美妙、最自然不過的事情，不要給你的身體戴上不必要的「枷鎖」，卸下它們，你會睡得更香。

自製藥枕治失眠

談到睡覺，與你最為親密接觸，恐怕要算得上是枕頭了，有道是「一世人生半世枕」。

像我奶奶這輩的人，大多數用一些麥秸或稻草切成一寸長左右，塞在用布做的袋子裡，再套上一個枕套，就做成了一個枕頭；有的人也把一些就舊衣服、舊棉襖塞在袋子裡，套上枕套，也成了一個比較軟和的枕頭；比較奢侈的人，就是用很多蕎麥殼裝在袋子裡，套上枕套，變成一個隨著頭型轉動的時尚枕頭。也許是枕頭的緣故，我奶奶一直到八十多歲，眼睛也沒花，睡眠也相當好。

由於職業的關係，我漸漸發現了枕頭裡的學問多著呢！

據《本草綱目》記載，蕎麥殼，味甘、平寒、無毒，皮做枕可明目，並能產生最適合人體吸收的遠紅外線，使頭部微循環血流加快，有效改善腦部供血供氧，活化腦細胞，從而調節神經系統的興奮和抑制功能，鎮靜安神、改善睡眠。以純棉粗布為外套，採用純天然蕎麥殼，經嚴格篩洗和滅菌處理後精製而成，具有防潮、透氣、冬暖夏涼的特徵，適合於一年四季使用，蕎麥枕頭具有促睡眠作用，是治療失眠和不易熟睡的最好選擇。怪不得，我奶奶直到過世，還一直和她最愛的蕎麥枕共眠。

既然枕頭裡可以塞麥秸，可以放蕎麥，自然也可以放各種各樣的藥材，變成一個治病的藥枕。藥枕療法歷史久遠，早在晉代葛洪《肘後備急方》中就有以蒸大豆製成藥枕治療失眠的記載，發展至今，其種類繁多，概之有：布式藥枕、木式藥枕、石式藥枕、電磁療枕、書枕及囊袋式藥枕等。藥枕屬中醫「聞香治病」的外治方法，這種方法寓治療於日常生活之中，免除了長期服藥之苦，頗受患者的歡迎。由於藥氣透過呼吸進入體內，透肌腠、入臟腑，緩慢而持久的發揮藥效，故適用於對慢性疾病的調理，如神經衰弱、高血壓病、腦動脈硬化、頸椎病等。

根據患者的病情各不一樣，當然枕頭裡放的藥物自然也就不一樣了。

曾經，我接待過位患嚴重的失眠症的患者，在遇見我之前，他已經嘗試過無數的藥方、偏方了。或加吃安眠藥，或閉目計數，或睡前泡熱水澡，或乾脆起床，來回跑步，以望增加疲勞感而促眠等等。這些驗方，在別人身上能夠達到較好效果，但對他卻是效果甚微或根本無效。

一年四季中，最難熬得可能就數夏天了。盛夏的夜晚，原本酷暑悶熱已讓人難以安寧，再加上轉輾難眠的焦急，常常在不知不覺中已是大汗淋漓，毫無睡意，真是越想入睡，越是難以入睡，令他苦不堪言。

針對他的這種情況，我於是反其道而行之，給他開了一個藥方，先取青蒿、藿香、菖蒲、薄荷、菊花、茉莉花、白玉蘭花、梔子花乾品各等量，將其碎為粗屑，拌勻備用。然後用紗布縫成枕心袋，將藥置入其內，製成枕心。最後，在外面套上一個枕套即可，並叮囑他每天睡覺都枕著這個氣味芳香的藥枕。

他似信非信的看著我，問我為啥不把藥方熬製成汁喝，而當枕頭睡覺用？

我實話對他說，對於他這種症狀，我也沒有百分之百的把握能治好，但可以試一試。

也許是四處求醫，八面覓方而未果，他拿著我的藥方回去也嘗試著用了，用他的話說，就是「管它有用沒用，先試試再說」。

三個月過去了，他再次來到我的診室，特意登門道謝，感謝我這一藥方，竟然治好了他多年的失眠症，而且吃飯香、精神佳。

自此之後，我又連續研發和創造出針對不同病狀，給予不用的藥方。比如：普通的失眠可以用白菊花、靈磁石、合歡花、夜交藤各一百克，石菖蒲、遠志各六十克，染燈芯、丁香各三十克克，白檀香二十克，冰片十克（另包和入）。如果伴有多夢加生龍骨一百克，生龍齒六十克。用法上藥共研粗末，和入冰片，裝入布袋內，套上枕套，鋪上枕巾，當睡枕用，一般可用三個月。

曾經有一位高血壓及冠心病史的六十多歲的女性，經常感覺胸悶、心悸、頭昏、耳鳴、健忘、睡眠多夢，有時早醒甚至通宵不寐，脈細弦，苔薄白，舌偏紅。在用上述方子的基礎上我又加龍骨、龍齒、丹參做成藥枕，緩緩圖治。枕用半月後，上床不久即可入睡，夜半醒來還可再次睡眠，頭昏、心悸等症狀亦有所好轉。

由此可見，藥枕是改善睡眠的一項重要措施。藥枕中的藥物多具有芳香走竄的性質，作用於頭部後側的穴位，再透過經絡的傳導，對人體有調和氣血、祛病延年的作用。藥枕多適用於慢性疾病患者，如五官病、頸椎病、偏頭痛、高血壓等。用來充當枕芯的藥物，通常選用品質輕柔的花、葉、子類藥物，不可堅實。如果使用質地較硬的藥物，注意要將其研為粗末後再裝入枕頭。鬆軟的枕頭不但枕起來舒適，而且還可增加頭與枕之間的接觸面積，使藥物充分滲透到頭頸部。

在這裡，我給大家推薦幾種藥枕：

▲**茶葉枕**：適用於高血壓、神經衰弱、頭痛頭暈等疾病。

▲**菊花枕**：適用於風火頭痛、頭昏、失眠、高血壓等疾病，也適用於老年保健。

▲**決明子枕**：適用於高血壓、目赤等疾病。

▲**綠豆枕**：適用於暑熱心煩、頭暈頭痛等疾病。

▲**養心安神枕**：夜交藤兩百克，合歡花六十克，棗仁、柏子仁、五味子各三十克，適用於神經衰弱導致的失眠、心煩心悸等症。

▲**祛火降壓枕**：菊花、川芎、薄荷、白芷各一百克，適用於高血壓、鼻炎、頭痛等。

▲**祛風通竅枕**：晚蠶砂兩百克，綠豆衣、白芷、川芎、防風各一百克，適用於頸椎病、頭痛頭昏、肩周炎、風濕等疾病。

不過，藥枕中的藥物也是有保存期限的，在不使用藥枕時，為防止有效成分揮發，應當用塑膠袋包好，一般一～三年就需更換一次枕內藥物。

用音樂拯救你的睡眠

音樂是個什麼東西？

羅曼．羅蘭告訴我，音樂不是一種單純的消遣，它或是對於心靈的一種理智上的裨益，或是鎮定靈魂的一種撫慰。

我們每個人都有過這樣的體會，心情不好的時候，聽著悲傷的音樂，就更加悲傷；快樂的時候，聽著歡快的音樂就更加快樂；當我們失戀的時候，或失去重要的東西，極度沮喪的時候，為了振奮自己的精神而勉強聆聽快節奏的曲子時，反而會讓我們覺得更加難過。可見，音樂似乎可以「左右」我們的情緒，是我們情緒最好的知音。

春秋戰國時期，《左傳．昭公元年》中就已經談到音樂對身心健康的影響，「「煩於淫聲，堙心耳，及忘平和，君子弗聽也。至於煩，乃舍也已，無以生疾。君子近琴瑟，以儀節也，非以慆野」」。元代名醫張子和在治療情緒低落、頹廢和不自信的病人時，常請藝人來唱歌伴舞以調節情緒，並在針灸時請藝人邊演奏邊唱歌轉移病人的注意力。清代醫學家吳尚先曾說：「七情之病，看花解悶，聽曲消愁，有勝於服藥也。」古埃及的巫師則利用祈禱和吟唱來減輕孕婦分娩的痛苦，而且行之有效，被稱為是「靈魂的醫生」。《聖經》中的《舊約全面》中也曾記載大衛透過演奏豎琴為所羅門王治病的故事。

臨床醫學事實證明，讓神經衰弱、失眠或患有其他睡眠障礙的人，常聽一些舒緩的民樂、輕音樂等，透過音樂的節奏、旋律、速度、力度，可使其情緒平穩、放鬆，達到鎮靜、安眠、改善睡眠品質的作用。

關於音樂能治病的說法，中醫學中也有諸多文字記載。《黃帝內經》中就有「五音療法」的記載。「五音」也稱「五聲」，是五聲音階中的宮、商、角、徵、羽五個音級，將其分別與中醫的五臟對應，得出「宮動脾、商動肺、角動肝、徵動心、羽動腎」的「五音療法」。宮、商、角、徵、羽五音分別能產生不同的心理效果。《金峨山房醫話》就將五音治療疾病的作用歸納為：「宮音悠揚諧和，助脾健運，旺盛食慾；商音鏗鏘肅勁，善制躁怒，使人安寧；角音通暢平和，善消憂鬱，助人入眠；徵音抑揚頓挫，通調血脈，抖擻精神；羽音柔和透徹，發人遐思，啟迪心靈。」此外，在《月記》中也有記載：「樂至而無怨，樂行而倫清，耳目聰明，血氣平和，天下皆寧。」

當你感覺睡不著的時候，或者情緒不佳無法入睡的時候，不妨給自己選擇一些適合目前心情的曲子。心情煩躁的時候，就聆聽曲調激昂的曲子；心情沮喪的時候，就聆聽情感動人的樂曲。這叫做「同質原理」，如果音樂節奏與心情相符，我們會很自然的接受音樂，獲得良好的睡眠效果。

音樂是說明身體意識到即將進入睡眠狀態的好方法。當你入睡前，播放固定的音樂，比如貝多芬的《月光奏鳴曲》或其他音樂對你有特殊意義的歌曲或音樂，會讓身體漸漸安靜起來，並讓樂聲成為酣暢睡眠的前奏。美國有研究發現，長期聽著音樂入睡能降低心臟病的發病機率。科學家做過一個為期五年的對比調查，在柔緩的音樂聲中入睡的人比另外一組安靜入睡的人睡眠品質更高、心臟更健康。

聽音樂的前，最好選擇在晚上躺在床上，採取舒服的臥位，根據個人愛好、文化水準、失眠類型等選擇樂曲種類；音量以舒適為度，掌握在七十分貝以下；時間不要太長，以三十~六十分鐘為宜；曲子不宜單一，以免生厭；聽音樂時應全身投入，從音樂中尋求感覺，並且還可以隨樂曲哼唱。

已經被國外事實證明具有催眠效果的曲目主要有《高山流水》、《良宵》、《梅花三弄》、《小城故事》、《天涯歌女》、《太湖美》、《義大利女郎》、《平湖秋月》、《春江花月夜》、《二泉映月》、《雨打芭蕉》、《春風得意》等。

另外，適宜的環境對療效有著重要的影響，運用音樂催眠時，要創造一個冷色調、安靜的環境，盡可能排除一切干擾因素，以保證音樂催眠的順利進行。

讓熱水澡帶給你一夜好夢

洗澡，對每個人來說，是每天必做的事情。

大學的時候，我曾經接觸一個朋友，半個多月不洗澡，光換衣服，後脖子根明顯能看到漆黑的泥。室友們都不願意讓他靠近自己的床，更別說坐上去了。至今，我還不能理解他為什麼可以忍受這麼多天不洗澡。

參加工作後，我發現身邊的人，包括我自己，勞累了一天後最想做的事，可能就是躺在床上美美的睡上一覺了。不過，再怎麼累，也會在睡前洗個熱水澡，這樣會讓你的睡眠變得更加美好。尤其是神經衰弱患者，如果用了很多方法都難以入睡的話，不妨試試在睡前洗個熱水澡再上床，可能會有意想不到的效果哦。

讓熱水澡帶給你一夜好夢

洗熱水澡有盆浴和淋浴兩種方式。如果家裡有個浴缸，在入睡前可以在浴盆中泡半個小時左右，水溫在三十八度至四十度，不宜太熱。閉上眼睛，靜靜的躺在裡邊，可以放著輕柔的音樂，讓自己徹底放下煩惱的事，全身心放鬆。如果買一些松香放在布袋裡泡在水中泡浴，效果會更好。根據物理治療專家的意見，人泡在熱水中，可以使周圍血管擴張，全身大部分血液都會流入這些擴張的血管中，使內臟器官中的血液相對減少些。由於腦部血液的相對減少，大腦就會感到疲倦，因而也更有利於睡眠。

淋浴時，也會達到讓你昏昏欲睡的效果，但不如盆浴那麼明顯。因為淋浴時，洗浴的水對人體表面穴位產生了溫熱效應和刺激作用，然後透過經絡、腧穴的相互傳播而使全身乃至內臟器官的微血管擴張，血液循環加速以及周圍皮膚供血的暫時增多，讓大腦處於相對供血偏少的狀態，因此產生昏昏欲睡的睡眠作用。

當然，洗澡並不是光沖或者泡就可以的，你還可以掌握一些小技巧。比如你可以在洗完頭後，一邊沖熱水一邊輕輕的拍打枕部和頸部，促進微血管擴張，增加腦部血液供應，有利於緩解大腦疲勞，促進睡眠。肩膀也可以做旋轉、內收外展等動作，並對肩部進行揉按、拍打等，放鬆肌肉，促進肩部血液循環，緩解疲勞，改善睡眠，還能預防肩周炎等疾病。

如果用熱水沖淋腰部，同時雙掌在腎俞穴位置進行按揉搓動，然後慢慢向下揉搓至骶部，並適當做一些彎腰、轉腰等動作，可以溫腎補氣，可以有效緩解腰膝痠軟、神疲乏力、頭暈耳鳴等症，並改善睡眠品質。

若用熱水沖淋腹部，同時將雙掌按在肚臍上進行腹部揉按，從膻中向中極穴進行推擦，可以溫腹固本，從而達到增強消化、泌尿和生殖系統功能，也可以改善睡眠。

總之，如果你覺得自己身體某個部位特別疲勞或不適，可對此部位進行特別的沖洗和按摩，緩解疲勞，減輕病痛。神經衰弱、失眠患者如果想改善睡眠，最好選用盆浴，減壓助眠的效果會更好。

如果是在炎炎夏日洗澡，那你就要注意了。夏天溫度本來就高，再加上洗澡用熱水，人體溫度迅速升高，會延緩大腦釋放「睡眠激素」的時間，洗完澡立刻睡覺，往往感覺睡不著。而如果將洗澡與準備睡覺的時間巧妙安排，睡前兩個小時洗澡，不僅讓你盡快入睡，還有利健康。如果因為工作太晚，必須在睡前沖澡，則建議適當調低水溫，並在沐浴後在額頭敷一條冷毛巾，有助降低體溫，快速入睡。

另外，水溫和時間也要掌握好。水溫在三十八度至四十度之間，夏季可適當降低一兩度，過高的水溫容易導致缺氧，過冷會使血管收縮，影響溫度散發；時間也不宜過長，每次以十五分鐘為宜；先洗臉，再洗身子，後洗頭髮。在熱氣入侵、毛孔擴張之前首先洗臉，可避免臉上髒東西堵塞毛孔，損害皮膚，而等到頭髮在蒸氣的「滋養」下更加滋潤後，這才到了洗髮的最佳時刻。

洗完澡後，換上寬鬆的睡衣，打開音樂，躺在床上會聆聽想像，或看一小會雜誌，喝一杯牛奶，這樣睡意自然會來，就可以享受一個高品質的、舒適的睡眠，第二天早晨醒來時也會覺得精神格外清爽。

速治失眠，「足」有成效

大概是二〇〇四年吧，我居住的地方腳底按摩店還不是特別多，一個許久未見的好友來我這敘舊，一見面沒聊幾句，便把我拉起來，說帶我去一個地方。

開著車，東轉西轉幾圈，我們便來到一個掛滿霓虹燈的腳底按摩店前。看到這閃爍的燈，我猶豫了幾分，雖然我知道這裡用木桶洗腳的地方，但我這個「鄉巴佬」顯然是不可能出入這種場所的。而我那個朋友下了車徑直就往裡走，很顯然，他是熟客了。於是，我硬著頭皮跟著他走了進去。

接受完足療師的推拿按摩後，我們就結帳出門，剛出大門，朋友伸了一個懶腰，然後舒服的說：「真舒服啊，我坐了那麼長時間的車，腳都麻了，血液都供應不足了，經過她這麼一番擺弄，感覺輕鬆了好多，今晚可以睡個好覺了。」聽他這麼說，我也感覺腳輕快了不少。不過，仔細回憶剛才的場景，我發現這位足療師還是懂點醫學知識的，聞著空氣中彌散的氣味，我就知道她放的是刺五加。刺五加有安心神、抗疲勞的作用，對於這種長途旅行的人是恢復精力的好方法。

自此，便激發了我對足療的研究興趣。

「老人不復事農桑，點數雞啄亦未忘，洗腳上床真一快，稚孫漸長解曉湯。」這是陸游八十二歲時賦閒在家，以洗腳為題所作的詩。這首詩從意境上來說無甚造詣，卻證明了古人很早就注意到了足療與健康睡眠之間的關係。

所謂「足療」就是用熱水洗腳，民謠有云：「春天洗腳，升陽固脫；夏天洗腳，暑濕可祛；秋天洗腳，肺潤腸濡；冬天洗腳，丹田溫灼。」簡練的概括了四季洗腳的益處。中醫對足部保健非常重視，稱之為「人體的第二心臟」，腳上共有六十多個穴位，人們認為這些穴位與人體五臟六腑相對應，足部所受的任何刺激將透過腳上的經脈反作用於身體，保養好腳也就等於保養好了全身。

現代醫學認為，在人體的十二經脈中有一條「足陰腎經」，起自小趾下，斜行至足心湧泉穴，再沿內踝後緣、足根、小腿內側、脊柱後，達到腎臟。腎主藏精，主管著人的生長、發育與生殖。用熱水洗腳，可以讓這條經絡得到良性刺激，從而促進氣血運行，達到頤養腎臟。祛病強體的作用。

速治失眠，「足」有成效

而將含有有效藥物成分的藥液放在足療盆裡，在浴足時，在適當的溫度下，經過一定時間，滲入足部的毛孔，藥物的有效成分作用於足部神經，促使血管擴張，從而使腦部血液下流，解除腦部血液充盈狀態，導致大腦神經放鬆，進而進入抑制狀態。用中醫的觀點解釋，可視為藥液刺激足部穴位，透過經絡達於「心」，達到安神作用。

看看，就這麼多的好處，每天晚上給自己準備一盆熱水，把勞累了一天的雙腳放進去泡泡吧。開始時，水不要過多，能淹過腳趾就可以了，水的溫度以四十五度為宜，然後讓水慢慢升溫，即在泡腳時多次添加開水，泡一會添一些，並逐漸使水溫升至六十度，浸泡時間約半個小時。這時，人的身體就會感到熱呼呼的，有時甚至會微微出汗，這便達到了最佳效果。如果在熱水中添加一些中藥泡腳，更能達到治病的效果。

比如：針對很多失眠的人，我會推薦其使用一下方法泡腳。用小麥五十克、茯苓十五克、知母十三克、甘草十克、紅棗十克，加入清水適量，浸泡二十分鐘，煎數沸，取藥液與一千五百毫升開水同入足療盆中，趁熱熏蒸，待溫度適宜時洗泡雙腳。每天二次，每次三十分鐘。這個配方養心安神，適用於心神不安、精神恍惚等症狀。

還有的人長途旅行疲勞，就可以用刺五加加入清水適量，煎煮三十分鐘，去渣取汁，取一半藥液代茶頻飲，餘下藥液與兩千毫升開水一起倒入足療盆中，先熏蒸，帶溫度適宜時泡洗雙腳。每天一次，每次熏泡四十分鐘。這個配方能達到安心神，抗疲勞的效果。

還有一些企業高階主管或腦力勞動強度大的人，感覺比較心煩，睡眠品質差時，就可以用丹參、山藥各五十克，加入清水兩千毫升，煎煮三十分鐘，去渣取汁，與兩千毫升開水一起倒入足療盆中，先熏蒸，待溫度適宜時泡洗雙腳。每天早晚各一次，每天熏泡四十分鐘，二十天為一個療程。這個配方能達到滋腎益精、安神益智的功效。

為了讓足療更好達到按摩的效果，可以在浴盆裡放一些光滑的鵝卵石、玻璃球等小物件，足療時腳放在上面來回踩動滾磨，可以達到按摩足底和足內外側反射區的效果。

足療用的盆可以是塑膠的，也可以是琺瑯的，但最好是木質的，如果是具有防腐功能且天然帶有香味的香柏木或杉木所製成的盆那就更好了，這兩種木材中都含有芬多精，它們的香味本身就具有安眠的作用。

每天按摩頭臉，令你容光煥發睡得香

我有一個研究道教養生的朋友和我非常要好，因為是趣味相投，我們經常在一塊聚一聚。

有一天，我們照例小聚，這次不是一個人來的，後面還跟著一個女子，面容姣好，

每天按摩頭臉，令你容光煥發睡得香

皮膚光滑，從年齡來看不像是他的夫人。還沒等我問，他便介紹我這位女子是他的夫人。我連忙稱讚他夫人保養得相當好，是不是用了什麼昂貴的化妝品。他卻笑著說，什麼化妝品也沒用，就一雙手。每天睡覺前，先把手掌互搓，用力搓，戳到手掌發紅發熱為止，然後用手掌捂在左右臉上按摩，一邊按摩，一邊想像著自己是最美的人，最漂亮的人，時間長了，自然皺紋就少了，皮膚也光滑了。

簡簡單單的一雙手，勝似吃了長生不老藥，給你一張臉色紅潤、光彩照人的臉龐，多麼划算的一件事啊！後來，朋友還告訴，按摩臉部不僅能夠美容，而且還能夠改善失眠，提高睡眠品質。我一心想，這不是我的本行嗎？

回到家，我翻閱了大量資料，我發現，頭臉部按摩法具有提神醒腦，鎮靜安眠，降壓止痛，療眩息暈，潤膚養顏的功效。臨床上應用於治療頭痛、失眠症、內耳眩暈症等。

中醫認為，「頭為精明之府」，腦為髓海之所，是主宰、控制、協調全身各部位功能活動的部位，有「諸陽之會」之稱，因此對頭部的保健非常重要。頭部按摩能直接刺激連接大腦皮質的血管系統，促進腦部血液循環，疏通經絡，升調清陽之氣。我們知道，失眠的根本原因就是大腦皮質的功能紊亂。而頭部按摩可以調節大腦皮質的功能，對失眠有很好的防治作用。

頭部按摩，可以自己做，也可以在家人的幫助下按摩，主要按摩一下幾個穴位。

一、**天門開穴**：用兩個拇指緊貼於印堂穴（位於兩眉眉頭之間），其餘手指固定在頭部的兩側。左拇指先自印堂穴垂直向上推移，經神庭穴（位於當前髮際正中直上零點五寸處）推至上星穴（位於當前髮際正中直上一寸處），然後兩拇指呈左下、右上，左上、右下同時交替推摩。手法由緩至速、由輕至重，反覆推摩約一分鐘。此時，推摩局部產生熱感，並向眉心集中。

二、**點按百會穴**：用右手拇指尖在百會穴（位於頭頂前髮際上五寸處，或兩耳尖連線中點出）點按，待局部產生重脹麻感後立即改用拇指腹旋摩，如此反覆交替進行約三十秒，緊接著用掌心以百會穴為軸心，均勻用力按壓與旋摩三十秒。

三、**玉錘叩擊**：以指尖作錘，雙手同時進行，從後向前、從左至右叩擊整個頭部，反覆依次緊叩約一分鐘。叩擊時由腕部發力，甩力均勻，不可太重、不可太輕，以有較強的振盪感而不覺疼痛為度。

四、**十指梳理**：以手指代替梳子，指尖著力於頭皮，雙手同時進行，從前額開始呈扇狀向後推摩約一分鐘。手法以揉為主，柔中帶剛。此時頭部感到輕鬆舒適。

做完這幾個穴位的按摩後，你也可以嘗試像我朋友推薦一樣，摩擦臉部。透過摩擦面部，可以調和五臟，調通氣血，補益大腦而安神益智，改善面部的血氧供給，並維持其良好的平衡狀態，對改善失眠症是有益的。

你可以先將雙手手掌互相搓熱後，撫於面部，手指併攏，兩小指分置鼻根外側，再由鼻兩側經前額外向下至臉頰部均勻柔和的進行摩搓，然後再返回向上至前額處。可以反覆擦拭，至面部有溫熱感為止，一般需擦三十六次。然後，再將兩手手掌搓熱，掌心緊貼在前額上，用力向下擦到下頷。

如此一番，相信你一定能達到良好的睡眠效果。

另外，平時梳頭時，我推薦大家可以用木質的梳子，在每天晚上睡覺前、清晨起床後和午休時，從前額經頭頂到頸部緩緩梳理。初時每分鐘梳二十～三十次，以後逐漸加快速度。梳時用力要適當、均勻。

原因是，我們的頭皮上有很多血管和神經，還有許多經穴。透過用梳子或手指頭來回在頭皮上摩擦，可以刺激頭皮上的神經末梢和經穴，並透過神經或經絡傳導作用於大腦，促進腦部血液循環，調節整個神經系統及經絡系統的功能，鬆弛頭部的緊張神經，幫助快速入睡，還能減輕疲勞，恢復精力，對治療失眠、神經衰弱、神經性頭痛等病症有極大幫助。尤其是從事腦力工作的人，每天堅持梳頭四～五分鐘，對於解除疲勞和調節大腦皮質功能，促進夜臥安睡，都大有好處。

也許會有讀者朋友說，這麼多步驟，我每天怎麼記得住啊？其實，很簡單，只要你每天抽出一點點時間，在你盥洗完畢後往臉上抹保濕霜的時候，用梳子梳頭髮的時候，提醒自己：「我今天還沒按摩呢？」就像每天洗臉刷牙一樣，把它當成你生活的一部分，每天堅持，慢慢，你就會達到你要的效果了。

簡單易行的自我催眠法帶給你身體與心靈的平衡

一般情況下，我都會待在診室，等待患者上門。除非有特殊情況，我才會上門出診。

有一天，我接到一位患者的家人的求助電話，訴稱他的母親患失眠多年，脾氣特暴躁，如果不生氣的時候，就很憂鬱，不說話，幾次有輕生的衝動。每天總是蜷縮在房子裡，不愛出門，用了很多緩解失眠的方法都不見效，問我能不能上門出診。

聽到這種情況，我感到了這位患者的事態比較嚴重。於是，我放下了手中所有工作，趕到這位患者的家中。

走進臥室，果然出現在我面前的她正如她兒子所訴述的那樣，幾經頹廢。昏暗的臥室牆壁上貼得到處都是花花綠綠的招貼畫，屋子凌亂不堪，看得出來，她可能用了所有能用上的方法來幫助睡眠，但是都沒有效果。

據他兒子介紹，他母親已經連續兩天沒闔眼了，精神比較亢奮，他擔心如果長期下去，身體會吃不消的。其實，不用他說，這一切也看在眼前。

我一邊試探性的和她聊天，一邊示意他兒子把屋子收拾乾淨，把牆上的亂七八糟的畫都揭掉，給屋子一個寧靜、清潔的環境。剛開始，她有些排斥感，但隨著我的步步誘導，她安靜坐在椅子上，雙手平放於膝，眼睛看著牆上唯一一幅藍色的畫，安靜而平穩的凝視著它。深吸氣，盡量屏住氣，並使全身肌肉繃緊，特別是雙手，然後緩慢將氣呼出，並逐漸放鬆全身肌肉。

於是，我進一步引導她，請將注意力集中在腳尖，漸漸，你會感到雙腳的力氣消失了——你感到非常舒服——繼續體驗雙腳放鬆的舒適感——

然後請將你的注意力集中在你的小腿，漸漸，你會感到小腿、膝蓋、大腿非常放鬆——兩條腿不想動，完全不想動——感到非常舒服，繼續放鬆——繼續體驗小腿、膝蓋、大腿力氣消失後的舒服感覺——

現在，請你將注意力高度集中於腹部，漸漸，你的腹部非常放鬆，緊張的力量消失了——你感到非常舒服——請你繼續體驗腹部氣力消失後的舒服感覺——

現在，請你將注意力高度集中於胸部，胸部的力氣漸漸消失了——放鬆，一直放鬆，持續體會胸部力氣消失後的舒服感覺——

現在，請你將注意力高度集中於肩部。放鬆肩部的肌肉，肩頭的力氣消失了，漸漸消失了——感到非常舒服——放鬆，請你繼續體驗肩部力氣消失後的舒服感覺——

現在，請將你的注意力高度集中於頸部，漸漸，你的頸部開始慢慢放鬆，力氣消失了，非常舒服——你繼續體驗頸部力氣消失後的舒服感覺——

現在放鬆你的雙手，雙手的力氣慢慢消失，對，力氣消失，非常舒服，你覺得雙手很沉，但是非常舒服——繼續體驗雙手力氣消失後的舒服感覺——

好的，你的全部身心現在都已經完全鬆弛下來了，你感到非常輕鬆和舒服——現在你的眼皮很重、很重——你的全身非常放鬆，非常沉，深深下陷——你想睡了——你真的很睏了——你好好的睡吧！

就這樣，這位四十八小時未闔眼的母親終於安靜下來了。

人的一生有三分之一的時間是在睡眠中度過的，睡眠與健康的關係歷來受到人們的重視。「寧可食無肉，不可睡不寐」是歷代中醫學家對失眠給患者所帶來的痛苦的真實寫照。

催眠是以人為誘導（如放鬆、單調刺激、集中注意、想像等）引起的一種特殊心理狀態，其特點是被催眠者自主判斷、自主意願活動減弱或喪失，感覺、直覺發生歪曲或喪失。在催眠過程中，被催眠者遵從催眠師的暗示或指示，並做出反應。以一定程序實施暗示，使接受暗示者進入催眠狀態的方法就稱為催眠術。

簡單易行的自我催眠法帶給你身體與心靈的平衡

有人可能會問，老師，你把催眠法說得那麼深奧，我們普通人怎麼給自己催眠呢？其實，催眠法是透過自我暗示把意念集中指向某一目的的方法。用於自我催眠的方法種類很多，如印度的「瑜伽修行法」、佛教的「坐禪觀法」、西歐的「漸進鬆弛法」、的「內養氣功法」等等，這些都是透過自我暗示，達到催眠目的的方法。

自我暗示可分為負面的自我暗示和正面的自我暗示。舉一個很簡單的例子，我們每天都有睡午覺的習慣，偶爾有一天因為有事情耽擱了，睡不成午覺了，負面的自我暗示會這樣想：「完蛋了，今天中午沒有睡午覺，下午工作肯定沒精神，哎，怎麼辦呢？」結果正如他所預料的一樣，下午工作沒精打采，打瞌睡的時候差點老闆發現了。而正面的自我暗示則會這樣想：「今天中午沒時間睡覺，一個中午不睡沒有關係，下午上班一定會精神很好……」多次反覆暗示，一定會達到良好的效果。

借用這一方法，我們也可以把它引用到催眠上來。在一個安靜、舒適的房間裡，脫下你的上衣和鞋子，解下腰帶和領帶，如有眼鏡也請摘下，伸直身子躺在床上的褥墊上。抬起胳膊，一直超過頭部。伸直雙腳，盡量堅挺著全身。然後，迅速把手放到你的兩脅，讓全身放鬆。閉上眼睛，首先把精神集中在兩腳的腳尖上，然後，讓腳尖放鬆。請想像你的腳、膝蓋、大腿都一一舒適的浸泡在水中，這樣一來全身肌肉都放鬆了。接著放鬆背脊和兩肩，然後放鬆胳膊、手、指頭和下巴，臉上的肌肉也放鬆。現在，請你想像你的身體漸漸沉重起來，終於深深陷在褥墊中。這樣一來，你已感覺不到自己的重量，就這樣保持兩三分鐘——完全放鬆了，心情十分舒適。請想像你是一朵雲彩，一朵特別輕盈、萬念俱空的、漂浮在遼闊藍天上的雲彩……

這樣，你就進入了你久違的夢鄉。

應該說，大部分人都具有自我催眠的天賦——豐富的想像力和夢幻感。病理學家丹尼爾·阿羅斯也指出：「一個人只要有正常智力和思維並具有明確的態度和動機，都可以學會自我催眠。」按照以上我介紹的兩種催眠方法，進行自我催眠，你一定能達到良好的效果。

芳香精油讓你安然入夢

如果說當你勞累了一天，用一個裝有精油的魔法瓶子滴幾滴在你的手心或者浴盆中，讓你享受在它瀰漫的香氣中，會幫你釋放壓力、轉換情緒、放鬆肌肉、降低腦活動，讓你自然而然進入夢鄉。

你相信嗎？

原來我也不相信，後來經過親自嘗試之後，才發現它確實有效。這就是香薰精油助眠法。

其實，古代很早以前就開始使用精油了，《楚辭》中就有大量用名貴香料妝點環境的記載。那時的精油是從天然植物中提取出來、乾燥後再磨成粉使用的。古人將一些粉末放在小布包裡，置於房中或袖中，或將之放在小型容器裡焚燒，使得空氣芳香宜人。

後來，人們發現香料不僅可以提升環境品質，還能引發睡意、治療失眠。這是因為香料中的芳香分子透過口鼻、皮膚而身體吸收，使人安全、自然的進入睡眠狀態。但並非所有的香料都有這種作用，有的香料還會使人興奮，下面就向你介紹幾種安神助眠作用的精油。

薰衣草精油：這是大家最熟悉的睡眠精油，是放鬆精油的一種，具有良好的鎮靜作用。常被用來治療失眠調查顯示，人嗅覺的敏感程度比味覺高出一萬倍之多。吸入有益的香薰，能夠煥發人的思想、情緒和精神，同時也是治療呼吸系統疾病的有效方法。

洋甘菊精油：洋甘菊精油具有很好的消炎作用，可以緩和神經性胃炎等消化系統的不適應狀，也適合女性在月經前的煩躁階段使用。但洋甘菊精油屬於昂貴的精油，一般最少要兩千元臺幣一瓶，使用時一滴就夠。

馬喬蓮精油：十七世紀時馬喬蓮精油就被英國醫生用於治療神經失調。它屬於花類，卻有一點木頭的味道，所以溫暖透徹，能夠讓心情安定下來，可以充當鎮靜劑。這也是一種非常實用的精油，處理疼痛的肌肉特別有效，尤其是消化問題和月經異常引起的下背部疼痛，能幫助風濕痛與腫大的關節，特別是感覺冰涼和僵硬的疼痛，因為它能影響血液循環。很適合做運動後的活絡油。它抑制性慾的作用也十分著名。

佛手柑精油：它清新淡雅，類似橙和檸檬，略帶花香，是香水中最常使用的精油之一。由於它馨香溫和，在煩躁或過度興奮、無法沉靜下來的時候，能夠有效滲入身體，讓心情變得舒暢，對失眠有不錯的治療效果。另外，它還具有抗菌作用，對濕疹、乾癬、粉刺、疥瘡、靜脈曲張、傷口、皰疹、皮膚和頭皮的脂漏性皮膚炎均有療效；尤其對油性皮膚有益，可以平衡油性膚質的皮脂腺分泌，和尤佳利並用時，對皮膚潰瘍療效絕佳。

玫瑰精油：玫瑰原產於亞洲，香氣甘甜華麗，能夠讓沉悶的心情和壓力緩解。玫瑰精油分子非常小，能迅速滲透到血管與淋巴內，具有鎮定、安眠、安撫等功效，能調整女性內分泌，滋養子宮，緩解痛經，改善性冷感和更年期不適。尤其是具有很好的美容護膚作用，能以內養外淡化斑點，促進黑色素分解，改善皮膚乾燥，恢復皮膚彈性，讓女性擁有白皙、充滿彈性的健康肌膚，是最適宜女性保健的芳香精油。此外，它還具有抗過敏、保濕、美胸，消除黑眼圈、皺紋、妊娠紋的作用，被稱為「精油之後」。

檀香精油：檀香精油用於宗教儀式由來已經，許多神像和寺廟都用檀香木為材料製成。檀香具有放鬆、鎮靜的效果，可解除精神緊張，帶來祥和的氣氛，令人增加充實感。它適合老化、乾燥及缺水皮膚，可淡化疤痕、細紋、滋潤肌膚、預防皺紋。

知道了這麼多具有助眠作用的精油後，下面，我來教大家怎麼用。

如果你精神煩躁、亢奮、無法入眠，那麼你可以考慮使用檀香組合精油。你可以將檀香兩滴、佛手柑兩滴、薰衣草四滴或馬喬蓮精油三至五滴，滴入盛滿溫水的浴缸中，在其中浸泡半個小時就能達到的安神入睡的效果。由於直接倒入精油後入浴會讓皮膚變得乾燥，因此需要將上面的配方先倒入沐浴乳中進行稀釋，再倒入浴缸中，用手輕輕攪動使之完全散開。當你感受到檀香的餘香環繞時，你會發現自己正在慢慢進入祥和、平靜的冥想空間，過度的興奮也得到了很好的釋緩。

如果你只是想放鬆一下自己的話，那麼你可以選用馬喬蓮精油兩滴、橙花精油一滴、甜杏仁油三毫升或馬喬蓮精油兩滴、薰衣草精油、甜杏仁油三毫升調在一起，在臨睡覺前半個小時之前，按摩自己的頭、勁、肩等部位，這樣有助於平復激動的情緒。睡覺前，將一滴檀香精油滴在枕頭被面也能那達到催眠的作用，緩緩釋放的香氣會將你的心神完全調整到睡眠氛圍中來。

或者，你可以換一種玩法，將檀香精油三滴、乳香精油三滴、玫瑰精油兩滴調和在一起後加入香薰爐，放在臥室四角。關掉電燈，僅用蠟燭燃燒的亮度營造一個非常放鬆的臥室睡眠環境，這樣僅僅五分鐘你就會在嫋嫋香氣間感到沉沉的睡意。

在眾多精油中，我比較鍾愛薰衣草精油。薰衣草精油適合那些睡眠很淺的人群。生活壓力大的現代人白天要面對各種壓力，晚上很難會睡得安穩。這個時候，薰衣草就充當了心靈諮詢師，協助你收斂這些雜亂的思緒，帶來一夜好眠。

此外，有著類似玫瑰香味的天竺精油也可以達到緩解焦躁不安情緒的安撫效果，也可以用來改善因焦躁而導致的失眠。

對於那些手腳冰涼、難以入睡的人來說，生薑精油就是最好的選擇了。它的味道辛辣清香，帶給你的卻是異常溫暖的感覺，非常適合冬季體虛體質、手腳冰涼的人使用。尤其是在天氣已冷，暖氣卻還沒有來的時候，生薑精油正是陪伴人們度過這一難熬時節最好的夥伴。

總之，就是那一小滴晶瑩剔透的、散發著香氣的精油在你不經意的搭配和調和中，讓你達到意想不到的效果。欣賞它和懂它的人總能在其中找到它的樂趣，體現它的價值。

與愛人「親密接觸」，失眠就逃跑

前段時間，雜誌上一篇題為「缺少性生活，女人會失眠」的文章，引起我身邊諸多男士的相互傳閱。大家看了文章後，互相調侃：「難怪你家太太最近臉色差，經常失眠了，原來是你不稱職的原因啊！」儘管是玩笑，但的確很有道理。

性生活是人體生理活動的重要組成部分，且又大多是在睡眠前後進行，因而睡眠同性生活之間存在著十分密切的關係。

一般情況下，性生活宜在睡前進行。因為性生活是需要消耗體力的，睡前完成性交會使體力在一夜睡眠中得到恢復。研究發現，在一次性生活中，女性消耗的體力僅是男性的三分之一，於是，怎樣讓男女在這一共同的過程中都得到充分放鬆，促進睡眠，就成了一個問題。

由於男女性慾產生、性高潮和性慾消退在時間上都有較大差距，男性的性慾能很快激發，並可以在整個性交過程中很快的達到性高潮，性高潮過後性慾又可以很快消退。因此，男性一旦達到了性高潮，很快就可以安然入睡。女性則不同。女性的性慾要有一個較長的發動過程，「平台」期也較長，即使達到了性高潮，性慾的消退也是緩慢的，所以女性在性交過程中比男子更難達到完美和諧的程度，這樣，女性就易失眠。

美國性學家在調查中發現，最有利於女人睡眠的做愛時間是三十分鐘，而男人只需三分鐘的性愛就能獲得高品質的睡眠。對此，性醫學專家建議，男性在性愛中做足前戲和後戲，充分調動伴侶的激情，一方面可以保存體力，另一方面也可以縮短女性性愛時間。

由此看來，如果夫妻雙方的性愛和諧，丈夫在性愛過程中對妻子多一些體貼與關懷，妻子會很快達到高潮，這樣既利於夫妻雙方的感情增進，也利於提高睡眠品質。

美國亞利桑那州大學相關研究人員在一次專業會議上報告說，為了解夫妻關係對睡眠品質產生的影響，他們對二十九對沒有孩子的夫妻進行了追蹤調查，要求這些夫妻連續七天記錄他們的睡眠情況以及他們在白天相處時是否融洽。調查發現，如果夫妻在白天鬧彆扭，雙方晚上的睡眠品質往往較差；相反，如果夫妻晚上睡眠不好，第二天夫妻的關係也會受到影響。不過，睡眠品質和夫妻關係相互間的影響在丈夫和妻子身上表現略有差別：更多的丈夫認為，晚上睡眠不好會影響第二天的夫妻關係；但更多的妻子則覺得，如果白天夫妻關係不好，晚上的睡眠肯定會受影響。

負責這項研究的心理學專家布蘭特·哈斯勒說，睡眠品質與夫妻關係相互作用，相互影響：好的夫妻關係會促進睡眠，而壞的睡眠會使緊張的夫妻關係進一步惡化。不管怎麼說，夫妻應盡量避免因睡眠不好而使雙方之間的感情受到傷害。

此外，夫妻的睡姿也很有講究。美國性愛專家坦婭建議，性生活後，丈夫可從妻子身後環抱著她入睡，使雙方身體充分接觸，又不壓迫心臟，能讓女人產生最大的安全感，有利於促進夫妻感情和睡眠品質。

再多說一句，性生活後不要馬上睡覺。正確的做法是，起身繼續做一些日常生活中的事情，或看會電視，或和妻子情話綿綿一段時間，或小口喝點水，讓因性交刺激而變得遲鈍的反射神經順利恢復後再睡。

總之，當你轉輾難眠的時候，不妨嘗試和睡在你身邊的愛人「親密接觸」，惱人的失眠也會識相的逃跑。

第12章　好享睡覺：不同人群安心入眠有妙招

經過以上各章的調理，你現在的睡眠品質怎樣？是不是一覺醒來，感覺全身舒適、沒有疲勞感、頭腦清醒、精力充沛呢？如果是，恭喜你！你的睡眠好極了，繼續保持現在的睡眠習慣吧，你會重新享受睡到自然醒的愜意！

安眠藥不是你的「救命稻草」

總是講失眠，很多人會問：老師，你怎麼說失眠，到到底什麼樣的睡眠才算是睡眠品質高呢？這裡，我提供一個標準。

1 入睡快，在十分鐘左右入睡。

2 睡眠深，呼吸深長不易驚醒。

3 無起夜或很少起夜，無驚夢現象，醒後很快忘記夢境。

4 起床快，早晨起床後精神好。

5 白天頭腦清醒。工作效率高，不睏倦。

有了這一個標準之後，很多人就經常拿著它對照自己的睡眠情況，一發現有不對，就著急忙慌，生怕自己會患上失眠症，因而匆匆給自己服下一粒安眠藥，好讓自己睡安穩。

但事實上，這麼做是萬萬不可的。安眠藥不是你的「救命稻草」，一兩次的失眠並不能說明什麼問題，誰都可能會遇上，而長期的失眠也不能用安眠藥對付。

從前面我們了解到，失眠有至少一半以上失眠患者是由焦慮症、憂鬱症等精神疾病引起，百分之十五的是由甲亢、冠心病以及用藥等方面的原因而引起，還有百分之十由呼吸停止症候群、不寧腿症候群等引起。真正的原發性失眠只占失眠症患者的百分之十五，所以治療失眠並不是幾顆安眠藥就能解決的。

問題是，當你向醫生傾訴你的痛苦時，大多數非專科醫生並不知道這一點，只要病人來訴說失眠的痛苦，他們都會開幾顆安眠藥。只對症不對因，其結果就是病人的失眠總不見好，吃藥就能睡，一停藥甚至比以前更糟糕，久而久之，就會形成惡性循環，導致藥物依賴。

目前，治療失眠的藥大致分三種：成癮性、長效、短效。成癮性與長效的安眠藥均對健康有隱患。短效的即藥物的半衰期在五小時以內，服藥後藥物五小時內便排出體外，次日早晨病人醒後處於清醒狀態的，是理想的促進睡眠的藥物。

臨床上最早用於失眠治療的藥品是安眠藥，以苯巴比妥一類的藥物為代表。這種藥物能直接阻擋外界的各種刺激衝動傳入大腦神經中樞，使沒有獲得刺激的神經細胞逐漸進入抑制狀態從而進入睡眠，說白了就是抑制中樞神經系統以引起類似於生理性的睡眠而催人入睡，副作用也是相當大，服用後有較多的不適且安全性很不可靠，因而醫生就改為病人開安定類藥物。

最早的安定品種單一、副作用較小，其作用主要是安定神經而非催眠，但由於心神安定液就容易入睡，因此治療一般的失眠時就常用安定代替安眠藥。安定的作用是鎮定、鎮靜，所以這類藥物稱為「鎮定藥」。鎮定藥與安眠藥的基本性質相似，只是程度上的區別而已，所以藥理學上把催眠與鎮靜歸為同一個大類。

現在的安定類藥品，可透過現代技術手段構造分子結構，其藥性已經變得十分強大，應用範圍也逐漸擴大，但是副作用也相應增加。例如個別體質不宜服用佳靜安定的患者不僅不能入睡，反而易於興奮，會出現多語、睡眠障礙、幻覺等症狀，這時就可能發生更大嚴重的藥物性失眠。

對人體損害更大的是催眠鎮靜類藥物在發生作用和完成任務後，要想從體內排出，就必須先由肝臟進行分別解毒，然後再經過腎臟排出體外，如此一來，這類藥物在一定程度上會增加肝腎的負擔，嚴重時甚至可能導致肝腎中毒，影響到肝腎的功能。所以，肝腎功能不良者，須謹慎服用這類藥品。

我們都知道，身邊的人或者醫生都會忠告我們，不到萬不得已不應該求助安眠藥。如果是因為時差、親友過世、身體病痛等造成的暫時失眠，那麼幾個晚上、甚至幾個禮拜內服用安眠藥都是可以的。因為這些情況下，安眠藥可以說明你預防短期失眠惡化為長期失眠。

但不管怎麼樣，你在服用安眠藥的時候，都不應該放棄改變那些影響失眠的思想與行為。你要盡量降低對安眠藥產生依賴的可能性，以下是幾點服藥原則：

一、服用最低劑量，兩三個星期後停止服用，最多不超過四個星期。

二、間歇性服藥，只有在連續兩晚睡不著的時候才可出此下策，絕不連續服用，這能保證你每星期吃藥不超過兩次。

三、絕不增加劑量或超過醫生的指示，並一定要服用半衰期較短的安眠藥。

俗話說「是藥三分毒」，把治療失眠的希望全部寄託在藥物上，是一個重大的錯誤。其實，在現代社會，失眠時一種常見病、高發病。大多數失眠完全可以透過患者的自我調理、改良作息規律來醫治。失眠時首先不必過度擔心，以平常心來看待，否則越是緊張、越是強行入睡，結果越容易適得其反。其次要找出並消除失眠的原因，對因疾病引起的失眠症狀，要及時求醫，不能認為失眠不過是小問題，算不了病而延誤治療的最佳時機。

總之，病理學方法醫治失眠時「治標」，心理學方法醫治失眠才是「治本」，只有兩種方法共同使用才能治標又治本。

養成助眠好習慣

每個活在這個世界上的人，都有屬於自己的夢想，每個人不同的人生階段又有不同於其他階段的夢想，而為什麼有些夢想方向是正確的，計畫是可行的，卻最終沒有實現呢？造成這種結局的癥結在於沒有養成為實現夢想而付諸行動的良好習慣。不管是凡人好也，偉人也罷，其夢想實現如何，命運安排怎樣，在一定程度上與他個人的習慣有關，正所謂「行為改變習慣，習慣養成性格，性格決定命運」。

曾經，有一本風靡全球的書叫《心理控制術》，書的理念是如果你想改變自己，如果你希望出類拔萃，也希望生活方式與眾不同，那麼你必須明白一點——你的習慣決定著你的未來。而養成一個好的習慣僅需要二十一天。

如果把這個理念延伸一下，運用到睡眠中來，也同樣行得通。

現在很多家庭的臥室裡都裝有液晶電視，方便在睡覺時看電視，但很多人卻沒有發現它的隱患。袁先生是一個患有輕微頸椎病的生意人，他有一個很好的習慣就是早睡早起，但有時候起得太過早了，有時半夜三四點就醒來了。醒後就睡不著了，只好隨手打開電視，有時候看上好看的電視差不多就到六點了，也到了起床時間；有時候看得沒有意思了，就迷迷糊糊睡著了，等到早上六點多起床。如果晚上因為應酬回來得晚，反而睡不著，需要枕著高枕頭，看會電視才能睡得著。

這裡邊就涉及到一個習慣的問題。如果袁先生的臥室不安裝電視機，給臥室一個清靜的環境，每天晚上一走進這個臥室，立馬大腦就提出訊號：「該睡覺了」，這樣你很快就能睡得著。如果你躺在床上看電視，等待著睡意來襲，只怕越等越睡不著。而且袁先生喜歡枕著高枕頭看電視，自然睡覺也睡在高枕頭上，前文我講過睡高枕頭的危害，可想，他的頸椎病和睡眠品質差的問題都是這麼產生的。

人為什麼要睡覺，睡覺是為了休息。睡眠是使人體能夠消除疲勞、恢復體力。睡眠還可以促進神經系統的發育成熟、促進記憶的形成等。但現實生活中，很多人的睡覺都存在問題，導致失眠。而失眠的一大原因就是心態問題。

比如：有的人一上床，腦袋裡就在想昨晚沒睡好，現在快點睡，什麼都不要想。結果滿腦子胡思亂想，心裡開始煩了：明天還要上班，怎麼還想，睡不好明天工作怎麼辦？不許想了。最後，心煩，焦慮，自責。

第二天，一想到睡覺，就開始擔心：今天還會不會失眠呢？結果，預言應驗了。

第三天，唉！昨天晚上又沒有睡好覺！今天簡直沒辦法工作！到了晚上，「今天什麼也別想，一定要睡個好覺！」

結果……

第四天，算了，你說怎麼辦就怎麼辦吧。結果，很快就天亮了。

其實，睡眠就是這樣，你拼命去抓，去求，它就是不來。你來者不拒，去者不追，它就會黏著你不走。不管能睡，不能睡，睡少睡多，都不擔心，不著急，不緊張，不焦慮，甚至還在心頭有些淡淡的喜悅，睡眠自然就會到來。

如果你養成不帶著情緒和問題上床的習慣，那麼你也就不會失眠了。

所以，養成良好的睡眠習慣，對緩解失眠、提高睡眠品質是很有幫助的。下面，我羅列出了許多睡眠習慣，對照一下，看你還有哪些地方沒有做到。

▲定時休息，準時上床，準時起床。無論前晚何時入睡，次日都應該準時起床。

▲臥室是用來睡眠的地方，所以，床鋪應該舒適、乾淨、柔軟度適中，臥室安靜、光線與溫度適當。上床後，不要在床上讀書、看電視或聽收音機。

▲不要蒙頭而睡。這一點老人好像比較多，老人一般比較怕冷，有的老人喜歡蒙頭而睡，這樣，因大量吸入自己呼出的二氧化碳，而又缺乏必要的氧氣補充，對身體極為不利。

▲不要對燈光睡。人睡著時，眼睛雖然閉著，但仍能感覺光亮；對著光亮而睡，容易使人心神不安，難以入睡，而且即使睡著也容易驚醒。

▲不要當風而睡。臥室要保持空氣流通，但不要讓風直接吹到身上。因為人睡熟後，身體對外界環境的適應能力降低，如果當風而睡，冷空氣易從微血管侵入，引起感冒風寒。

▲每天規則的運動有助於睡眠，但不要在傍晚以後運動，尤其是在睡覺前二小時內，否則會

養成助眠好習慣

影響睡眠。

▲不要在睡前大吃大喝。人進入睡眠狀態後，身體部分活動節奏會放慢。如果臨睡前吃東西，腸胃又要忙碌起來，這樣不但影響入睡，還有損健康。但可以在睡覺前喝一杯溫熱牛奶及一些複合醣類的飲料，以幫助睡眠。

▲帶著寧靜、平和的情緒睡覺。人的喜怒哀樂都容易引起神經中樞的興奮或紊亂，使人難以入睡，甚至造成失眠。因此，睡前應避免大喜大怒或憂思惱怒，使情緒平穩。

▲失眠者應避免在白天使用含有咖啡因的飲料來提神。普通人則不要在傍晚以後大量喝酒、咖啡、茶及吸菸，這些東西都會影響你的睡眠。

▲如果沒有睡意就不要上床。上床二十分鐘後，仍然睡不著，可起來做些單調無聊的事情，等有睡意的時候再上床睡覺。另外，睡不著的時候，不要經常看時鐘，也不要懊惱或有挫折感，應該放鬆並確信自己最後一定能夠睡好。

▲睡覺的時候不要張著口，張口入睡空氣中的病毒和細菌容易乘虛而入，使咽喉、肺部和胃部受到不良刺激，引起疾病。

▲再次聲明，如果失眠，盡量不要長期使用安眠藥，如有需要，應間斷服用。但很多時候，堅強的毅力再配合醫生的治療，也會戰勝失眠。

懷孕時那些夜晚怎會那樣漫長？

最近，在網路看過一篇準媽媽的懷孕日記，字裡行間所透露出那種痛苦的感覺，至今讓我歷歷在目。

孕期三十二週，肚子已經越來越大了，平躺在床上，蓋上棉被，老公說都像一座小山了。可不，山裡面還藏著我最愛的寶寶呢！

我敢肯定，寶寶生出來以後肯定特調皮，要不然怎麼會大半夜的還在我肚子裡拳打腳踢，害得我剛剛的睡意又消失了。左右折騰一番，差不多要到很晚才能睡著。

問題是，睡不著的時候總想翻身，無奈自己身體太過「笨重」，沒有老公的幫助之下，想獨自翻身，根本就不太可能。最厲害的莫過於仰著睡，基本睡不了五分鐘，就得催促老公趕緊幫幫讓我改成側臥，重壓之下尾椎骨處處傳來陣陣刺痛。但側臥久了，手臂也壓得麻麻的，只得再次改成另一邊側臥。真是難為了老公，一晚上他也沒怎麼好好睡覺。

真難熬啊！我每天都在算還有多少天寶寶出生了，等他出來以後，好好「揍」他一頓。

很多準媽媽在懷孕過程中會有這樣和那樣的不適，而這些不適就會造成心理負擔，

懷孕時那些夜晚怎會那樣漫長？

進而影響她們的睡眠品質，甚至是失眠。

中醫認為，懷孕造成的失眠根本上是由於臟腑陰陽失調、氣血失和，其病機或由於心脾兩虛、氣血不足導致心神失養，或為肝鬱化火、痰熱內擾。陰虛火旺引起心神不安。

通俗的說就是，懷孕早期，大多數媽媽有妊娠反應，會出現食慾衰退、偏食、噁心、嘔吐、頭暈、倦怠等表現。到了第十三~十四週時，由於胎兒日益增大、子宮體積日漸膨脹，多會表現出入睡困難、夜裡醒轉次數增加，準媽媽的睡眠會明顯減少。還有部分孕婦會出現頭痛、胸痛、胃部不適、腹痛情況，大多數孕婦會感到腰部不適合重壓感。

此外，睡姿不當、尿頻、抽筋、心理壓力等因素長期難以控制也可能引發懷孕期女性嚴重的失眠症。

由於準媽媽的生理條件比較敏感、脆弱，所以不適宜服用西藥進行睡眠的控制和失眠症的治療。主要是準媽媽要懂得科學調配自己的生活，掌握技巧，科學懷孕，就能緩解失眠症。

孕婦睡覺的姿勢也會對睡眠品質產生影響。一般來講，妊娠早期子宮增大不明顯，入眠體位對胎兒的影響不大，故對睡眠姿勢無特殊要求。妊娠五個月後，子宮的重量、容積顯著增大，子宮與周圍臟器、血管的毗鄰關係也發生了變化，特別是妊娠七個月後，孕婦自身體重和胎兒體重的增加，這時期的入眠體位可直接影響子宮的血流量。

出於自身和胎兒健康考慮，我建議孕媽咪最好入睡時採用左側臥位，尤其是妊娠後期，左側臥位可減輕子宮的右旋轉，減輕妊娠子宮對主動脈、髂動脈的壓迫，使之維持正常的張力，保持胎盤的血液灌注量，使孕婦不易發生下肢水腫、下肢靜脈曲張和胎兒發育不良等病症。

如果孕婦長時間左側臥位有困難，平臥時可在右側臀部墊以毛毯、枕頭或棉被等，使骨盆向左傾斜，同樣也能達到左側臥位的效果；對於下肢浮腫或靜脈曲張的孕婦而言，睡眠時應將腿部適當墊高。再者，孕婦在懷孕中後期，感覺到氣短是很正常的。夜間睡眠時，可是用枕頭或者專用的孕婦枕頭來把自己墊高，這樣呼吸和睡眠會容易些。

有些準媽媽在孕中期會出現腿部抽筋，尤其在晚上睡覺時容易發生，影響持續睡眠的進行。這是因為在孕中期後，孕婦的體重逐漸增加，雙腿負擔加重，腿部的肌肉經常處在疲勞狀態。另外，懷孕後，身體對鈣的需要大大增加，鈣和維生素B補充不足也是抽筋的一個原因。

孕婦為避免腿部抽筋，應注意以下幾個問題：站立時間不要過長，以免腿部的肌肉過於疲勞；睡前輕輕按摩雙腿及腳。此外，還要多吃富含鈣及維生素B的食物，適當補充鈣劑、維生素D，保證適當的戶外活動。

另外，還有一種特殊的情況就是，有一小部分的準媽媽在懷孕時因為體重增加等生理變化，引起睡眠呼吸中止症，也就是說，在睡覺當中出現短暫的呼吸停止現象，而呼吸的暫停可能會導致血氧下降及睡眠中斷等症狀。一般而言，打鼾及日間嗜睡是睡眠呼吸中止症最常見的症狀。英國曾有研究證實，子癇前症孕婦的打鼾、日間嗜睡程度都比正常孕婦嚴重，當然這種機率非常小，如果孕媽咪有打鼾現象，也須小心謹慎。

有一項最新的研究顯示，母親睡眠障礙與胎兒活動之間存在顯著的相關性。胎兒活躍則母親睡眠障礙更為嚴重。根據這一研究結果，當孕婦處於妊娠期第三階段時，她在晚上睡覺時有可能會醒幾次，這時嬰兒處於睡眠的快動眼期（REM），又被稱為「睡眠活躍期」，在此階段胎兒的心率和眼睛以及身體的運動都較快。

事實上，嚴重失眠或者睡眠品質較差是孕婦在妊娠第三階段經常會遇到的問題。也就是說，胎兒的活動是影響母親睡眠的一個主要原因。因此，孕婦不必過於擔憂自己睡眠不好，影響寶寶健康，而形成心理負擔，進而誘發失眠，相反，有規律的生活作息，將來出生的寶寶也帶得也會很順手。

比如我以前有一個女同事，因為她和先生兩地分居，和父母在一起，父母年紀大了身體也不是很好，所以她很在意寶寶是不是省事。懷孕時，她每天晚上九點左右準時上床休息，聽半小時音樂，同時看看育兒雜誌，有時候看看小寶寶畫冊，九點半準時關燈，盡量不讓自己想太多複雜的事情，不看小說和電視劇，據說孕期的人神經都很敏感，小說和電視劇很容易讓人入戲，那樣就更容易失眠。第二天早晨七點起床，開始有點不是很適應，不過心裡堅定一點，堅持半個月，就逐漸適應了，即使有再大的事情，前後也不會超過半小時的誤差，就這樣有規律的堅持了整個孕期。寶寶順利出生以後，她發現，寶寶真的很有規律，像個小鬧鐘，四個小時吃一次奶，前後總是不超過十分鐘，很準時，晚上睡覺也很好，白天黑夜分的很清。整個孕期，她也很順利，從來沒有遇到過失眠的情況。

最後，我借用網路上一位準媽媽的留言作為結束語：「無論何時何地，有的睏意就要睡，有人怕白天睡多了，晚上會睡不著，我覺得不是，尤其孕晚期，特別容易疲倦，多睡是有好處的。另外，心情一定要放鬆，比如聽聽溫柔美妙的音樂，散一散步，適當活動身體等。如果實在睡不著不要勉強，可以躺在床上閉目養神，也可以看看書，或者和肚子裡的寶寶聊聊天，進行胎教也是不錯的選擇。」

讓孩子安享「綠色睡眠」

現代家長們萬般寵愛之心的孩子們更是別說了，雞鴨魚肉蝦，頓頓換著花樣做，牛奶、蛋糕、起司等新鮮食品，應有盡有。因此，現在的孩子平均身高都比過去的孩子要高不少。

不過，也有例外。這例外還不止一兩例。

據我一位在醫院的朋友發現，有一部分孩子的身高和體重都明顯低於同齡孩子的水準。但家長反映孩子吃得挺好的，為什麼就長不高呢？

仔細詢問一下他們的生活習慣就發現問題了，這些孩子大多晚上十一點甚至十二點才睡覺，原因是父母大多是網路遊戲沉迷，一玩遊戲就上癮了，不管孩子，任由他看電視，等到十一點多了才發現孩子沒睡覺，於是匆忙盥洗逼迫孩子睡覺。或者很多孩子和父母睡同一間屋子，電腦也放在臥室，由於父母需要工作或者其他娛樂，往往到凌晨一兩點，同時照明設備開同時開著，導致孩子的睡眠環境較差。

我們都知道，兒童的腦細胞處於不斷發育成熟過程中，兒童體格生長所必需的生長激素只有在睡眠狀態時才能達到高水準分泌。在這一期間內，充足的睡眠是腦細胞能量代謝的重要條件，高品質的睡眠不但有助於體格生長的需要，更有助於兒童的智慧發育。如果睡眠不好，孩子就會精神不振，食慾差，影響生長。長期下去，孩子會出現長得慢、注意力不集中、過動、成績差、肥胖等問題。

像前面那些熬夜的家長，不僅耽誤了自己睡覺的時間，還影響了孩子的睡眠品質。開著燈睡覺，或者把電腦放在臥室，燈光、螢幕光線以及不時發出的鍵盤響聲會影響到孩子的睡眠，自然就不能進入深眠狀態，也就會影響孩子的生長激素的分泌。而任由孩子在睡前看電視，做激烈的運動或遊戲，也會讓孩子睡眠品質不佳，可能在夢中驚醒，道理自然就不言而喻了。

一般來說，睡眠的時間有一個年齡特徵，即年齡由小到大需要睡眠的時間會越來越短。兒童時期，大腦發育還不成熟，容易疲勞，就需要較長時間的睡眠進行休息。因此，新生兒一天要睡十六個小時，出生後三個月要睡十四個小時，六個月至一歲要睡十三個小時，二至三歲要睡十二個小時，也就是說，嬰幼兒一天的一半時間都處在睡眠之中。在幼稚園，孩子們必須的睡眠時間大約在十～十二個小時之內。三～四歲的孩子需睡眠十二個小時；四～五歲的孩子需睡眠十一個小時；五～六歲的孩子需睡眠十個小時。在小學低年級，每天需要十個小時左右；進入小學高年級以後，仍需要每天八個小時以上。

因此，作為家長，有責任和義務為孩子打造一個「綠色睡眠」，為孩子撐起抵禦失眠的「屏障」。

一、為孩子營造一個能促進睡眠的臥室環境。臥室不可有強烈的刺激效果，環境要安靜，空氣要清新，被褥要輕軟。電視機、明亮的燈以及玩具等都應該移出臥室。

二、睡前不宜刺激孩子。孩子睡不著，家長急著睡覺，於是常常編一些鬼、怪、巫婆、大野狼等來嚇唬孩子，想讓孩子早點入睡。其實，這樣的做法只能適得其反，導致孩子更加難以入睡。再者，就是不讓孩子睡前看一些比較刺激的電視劇、動畫，也不要玩緊張的遊戲，這些都容易讓孩子興奮過度難以入睡。

三、幫助孩子制訂一個作息計畫表，按時睡覺，定時起床。孩子正是貪玩的時候，他們的思維比較活躍，好奇心較強，活潑好動，從早到晚總是玩不夠。因此，要在白天給孩子布置一些比較消耗精力的事情做，這樣他們晚上就會很快入睡，養成固定睡眠的習慣，讓孩子在習慣中學會自我管理，漸漸形成獨立的生活觀念和行為。

四、晚餐不要吃得太多或太少，飯後不宜馬上睡覺，以避免入睡時胃部過滿或過空，都會影響睡眠。要讓孩子減少咖啡或含咖啡因飲料的攝入，避免太亢奮而難以入眠。

五、養成睡後熄燈的習慣。很多孩子喜歡開著燈睡覺，原因是怕黑。其實，一開始孩子並不懂得「黑」的意思，只是家長在教育孩子的過程中用「黑」來嚇唬孩子，讓孩子產生恐懼。這顯然是不對的。開著燈睡覺，讓人長時間處於人工光源照射下，人的視網膜生理調節會受到干擾，眼球和睫狀肌得不到充分的休息，久之，影響視力和鈣的吸收。

六、不要蒙頭大睡。很多大人喜歡幫孩子把棉被蓋多一點，甚至把棉被蒙過頭，這種做法也不對。蒙頭睡覺供氧不足，二氧化碳吸入過多，易造成頭痛、精神不振等。另外，孩子在熟睡過程中蒙頭睡，容易發生窒息的危險。

在這樣環境下睡覺醒後的孩子，一定還跟昨天一樣活蹦亂跳。如果你想知道孩子的睡眠好不好，只要觀察一下孩子早上醒來的第一感覺就知道了，如果他醒來感覺很好，說明他睡好了；如果他在早上很難被叫醒，或吃早餐時打哈欠，說明他的睡眠時間不足或者睡眠品質不佳。

總之，好的睡眠不僅取決於時間，睡眠品質也很重要。若想讓孩子晚上睡個好覺，家長就一定要培養孩子有規律的睡眠習慣，讓孩子睡「夠」。

睡眠不深？人到中年，要學會「過日子」

人過四十而不惑！進入中年，正是事業有成、人際關係和諧、家庭美滿、人生美景此時有，但卻到了健康的一大關坎。中年人大多在單位是主幹，在家中也有「上有老，下有小」的重擔，然而，身體卻由健壯只始走下坡路了。長年的積勞，猶如火山隨時可能爆發，慢性疲勞症候群的疾病已尾隨其後。「吃不香、睡不著」，睡眠明顯變淺了，這

睡眠不深？人到中年，要學會「過日子」

座邁向疾病的橋擺在了面前，成為健康問題受關注的一類群體。

有人說，現在是一個幾乎全民「睡眠不足」的時代。據統計表明，目前有百分之四十的人睡眠嚴重不足，有百分之八十的人忍受著睡眠不佳帶來的疲勞，有百分之五十的人忍受著睡不好引起的心情煩躁，但只有百分之六的人認為需要對此採取行動……有的人工作負荷確實繁重，特別是一些企業主管，政府部分的決策者、各類腦力勞動者，需要加班、熬夜工作的生產一線的工人們等，身體狀況嚴重透支。再加上人到中年，「陰氣自半」，體質比年輕時有了大幅度下降，如果工作上長期硬拼，生活上長期熬夜，很可能會因神經過度緊張而導致神經衰弱、高血壓、冠心病、潰瘍等疾病。長期睡眠不足，還會使大腦受損，促使早衰。

中年人就像燃燒了一半的蠟燭，而要使生命之火燃得更長久，你需要做的，就是減緩蠟燭燃燒的過程，把蠟燭的火調小一些，讓蠟燭燒得慢一些，而睡眠就是一項有效的措施。

睡眠是中年人生活中的一件大事，正如莎士比亞所說：「舒適的睡眠是心靈的撫慰。」長時間的剝奪睡眠，我們就可能感到將要精神錯亂。另一方面，在經過一個安靜之夜的睡眠，最大程度放鬆之後，我們就會從床上一躍而起，輕鬆對付世事的挑戰。中醫則認為，在睡眠過程中，人體的精氣內守，氣血流動較緩，體溫下降，代謝過程變慢。透過睡眠，可使人的精、氣、神三寶得以保養和補充，使五臟得以充分休養生息，陰陽重新得以協調，回到平衡狀態。

睡一個好覺，神清氣爽，充滿活力。工作、學習與生活都會洋溢著生機；一夜睡不好，次日就會無精打采，食不甘味，神不守舍。長期失眠則更令人精神萎靡不振。因此，睡一個好覺，是所有中年人的共同願望。

如果你的睡眠一直處於淺眠狀態，甚至長期失眠，你需要提高對睡眠的科學認識，做睡眠的主人，不做睡眠的奴隸。睡眠既是一種生理調節機能，也是一種行為習慣，個體應透過各方面的生活調節來養成良好的睡眠習慣；反之，生活不節制，心理不平衡，常會破壞睡眠規律。所以，您應該學會控制睡眠，而不是讓睡眠來左右您。

首先，要做到工作不熬夜。中年的你，由於工作任務繁重，偶爾適度的開夜車，第二天休息休息補充體力，對身體不會有太大妨礙。但若經常熬夜，所造成的後遺症，最嚴重的就是疲勞、精神不振、頭昏眼花；人體的免疫力也會跟著下降。自然的，感冒、胃腸感染、過敏等等的自律神經失調症狀都會找上你。更糟糕的是長期熬夜會慢慢出現失眠、健忘、易怒、焦慮不安等神經及精神症狀。

許多三十五歲左右的男性，他們自認為自己的健康狀況良好。實際上，他們的睡眠狀態，已經接近於老年人的睡眠狀態了。然而，男子在二十五歲～四十五歲之間，是睡眠品質從正在睡著年齡成長而開始退化的第一個階段。一項對十六歲～八十三歲之間的一百四十九名健康男子的觀察實驗表明，年齡不到二十五歲的男性，其深度睡眠的時間幾乎占夜晚睡眠時間的百分之二十，到了三十五歲則下降到百分之五，而到了四十五歲時則幾乎是零，稍有吵鬧即會驚醒。原因是他們體內所分泌的生長激素，隨著年齡增加而逐漸在減少。四十五歲以後，體內開始缺乏生長激素，脂肪不斷增加，肌肉數量減少。於是，深度睡眠在消失。儘管三十幾歲的男子也許與年齡較輕的男子一樣，在睡眠時間內。可能被窗外大街上的雜訊吵醒，但他們用於恢復性深度睡眠上的時間，卻比年輕者少了許多。

這個實驗表明，深度睡眠的下降在相對年輕的男性身上就開始了。深度睡眠直接關係到中年人的保健養生，直接影響到人的壽命。而中年人到了老年，再改善睡眠品質，那將是極其困難的事情。因此，改善中年人的睡眠品質，必須引起中年人的重視。

有沒有什麼好辦法能調節和改善中年人缺乏深度睡眠現狀呢？試試下面的建議：

自身調節睡眠時間。儘管你的睡眠受著職業、生活節奏、飲食習慣、健康狀況及特殊嗜好等多種因素的影響，無論你多忙，都需要確保經常的充足的睡眠時間。睡眠固然可以因人而異，但有規律的生活節奏會幫助人快速入睡，並改善深度睡眠，值得注意的是，麵包、糕點、牛奶、米飯、糖等，都含有促進入睡的色胺酸，這種物質在體內可以轉化為與睡眠有關的神經傳導物質5-羥色胺，它有助於睡眠。

健全大腦功能。研究表明，大腦的睡眠神經元決定了人的睡眠。當人處於甦醒狀態時，睡眠神經元便在甦醒中樞神經元釋放在大腦中的三種興奮質作用下，處於不活動狀態。甦醒中樞神經元釋放的三種興奮質，分別為腎上腺素、乙醯膽鹼和血清素。如果當一個人的睡眠神經元抑制了甦醒神經元時，就能夠很快的入睡。因此，人到中年以後，尤其要重視維護大腦的健全功能，正常使用和發揮大腦的作用。對多數中年人來說，目前的問題還不在於肯不肯用腦，而是用腦過度了。腦力緊張帶來了腦力疲勞。腦力疲勞發生時，使人感到注意力不能集中，思維變得遲鈍，繼而頭昏腦脹甚至頭痛起來。緊張工作並沒有錯，如果你打算逆流而上，打算花光你的「生命的本錢」，可能疾病就離你不遠了。

睡前切忌情緒過度波動。宋代邵康節在〈能寐吟〉中就指出：「大驚不寐，大憂不寐，大喜不寐。」只有「大安能寐」。而要保持心神安定，在睡前就要避免激烈的交談，不宜觀看驚險的小說或電視，也不宜進行緊張的棋賽或其他比賽。如能在室內外悠閒散步，放鬆身心，或用溫水泡腳，引血下行，安定心神，都有助於安然入睡。

努力延緩衰老。既然睡眠與衰老有關。那麼，改善睡眠就能推遲衰老。二者是相輔相成的。芝加哥大學的專家認為，一是調劑飲食。二是加強運動。這樣可以保持減少脂肪，增加肌肉，強化心肺功能，促進代謝平衡，以此延緩體內生長激素的下降，當年齡到了五十歲以後，每過十年，睡眠時間大的減少二十七分鐘，同時，睡眠間斷的次數，也會有所增加。這種現象基本上是正常的，倘若配合些藥物延緩衰老，效果也許會好些。有一位一百一十四歲的名老中醫的經驗，有一條就是「與日月共陰陽」。黎明即起，黃昏便睡，按時作息，每天如此。雖年已逾百，仍睡得很熟很香，從沒嘗過失眠的「滋味」。

捫心自問，你離「日出而作，日落而息」的生活有多遠？「身體是生命的本錢」，從現在起，請放輕鬆些，喚醒被你忽略的睡神經，好好睡個覺吧！

老人睡覺，不必苛求時間長

隔壁王老先生和小兒子住在一起，小兒子屬於典型的潮流派，從穿衣打扮就能看出來，結婚後，由於工作的關係沒有和父母分開住，但住在一起的時間長了，問題就來了。

小兒子經常晚出晚歸，而王老先生呢，年紀比較大了，睡眠時間短，每天早上五點多起床，這會小兒子睡下還不到一兩個小時。王老先生到公園運動了一圈，去市場買菜回來時，小兒子還沒有醒。王老先生就憋不住心裡的火，朝小兒子門口喊「太陽晒屁股了，怎麼還不起來」、「像你這麼懶，天上掉錢都給起床早的人撿走了」。原本想睡的小兒子經父親這麼一鬧，自然就睡不著，心裡也火大，有時候忍不住朝父親嚷嚷幾句。

沒過多久，小兒子就搬出去了，用他自己的話說，就是生活習慣不合難以相處。然而，這一分開住，小兒子和王老先生的關係又親密了許多。

生活中，很多年輕人和老一輩的父母親住在一塊，問題就多了，主要是生活作息習慣不一樣。年輕人喜歡夜生活豐富一點，而老年人卻要求晚上安靜睡覺，早上起得早，不是他們不想睡，而是他們睡不著。

我們常聽人說：「三十以前睡不夠，三十以後睡不著。」很多人聽到這句話都會感覺奇妙，事實的確如此。人體記憶體在一個松果體，它可以分泌出一種叫做褪黑素的物質，這種物質具有催眠的效果。隨著年齡增加，褪黑素分泌量越多，到了三十歲以後，褪黑素分泌的數量只是高峰期的二分之一，然後一直處於下降的趨勢，但下降的速度會因人而異。到八十歲以後，很多人褪黑素所分泌的數量下降到高峰期的百分之十以下，只有少數人可以保持到百分之十以上。所以，隨著年齡的增加，人需要的睡眠時間會越來越少，甚至很多人會出現失眠的現象。

老人睡覺，不必苛求時間長

很多人經常在強光的照射下進行工作，或者長時間的在燈光下熬夜都會減少褪黑素的分泌，睡眠品質就會變差。長此以往，松果體就無法進行自我保護，便會逐漸從功能減弱到細胞的萎縮鈣化，加速人體衰老。

由此可見，生理時鐘不僅調節你在一天中的「清醒」和「睡眠」，而且還影響著你一生的生長、發育和衰老過程。中年以前，生理時鐘被稱為「生長時鐘」；中年以後，生理時鐘被稱為「衰老時鐘」。所以說，人在三十歲以前不愛護自己的身體，透支健康，使生理時鐘嚴重紊亂，到三十歲之後就會導致睡眠品質下降，甚至會產生提前衰老的趨勢。等你老了，你就會發現越來越睡不著。

因此，我們常常能聽見周圍的一些老人總抱怨說自己入睡晚，甦醒早。睡眠過淺、不易入睡、睡覺中易驚醒、醒後不易再睡、清晨醒來過早而白天或昏昏沉沉，或總打瞌睡……這些幾乎成了老年人共有的苦衷。不少老年人使用安眠藥，並不斷加量，但效果越來越差。

其實，人老覺少是正常生理現象，與年輕時相比，老年人的睡眠時間減少，睡眠深度變淺，夜間覺醒次數和時間增加，早晨也醒得較早。這都是正常的，對身體不會有危害。老年人要以坦然的心態接受睡眠形態隨年齡成長而不斷變化的事實，應該完全打消安睡時間長才算養老那種陳腐觀念。而且，判斷睡眠品質的高低不在於睡眠時間的長短，所以，老人睡覺不要單純求「長」。一般情況下，老年人每天睡五～七小時即可。

更重要的是，一個人每天需要睡多長時間，也不是一概而論，因為人和人之間的個體差異很大，不能過度強調「八小時」。判斷睡眠品質的高低不在於睡眠時間的長短，而取決於第二天的感覺，如果第二天感覺疲勞全消、精神很好，即使睡眠時間短，也被認為睡眠品質良好。因此，老人睡覺不能單純求「長」。就像我前面講的那篇「睡眠超過八小時的危害」所講的一樣，睡得時間太長，對老年人來未必是好事。

不過，近年來，老年人失眠的現象越來越多，老年人是失眠的一大群體，老年人失眠除了有各種老年疾病的推動，一些看似有利健康實則可致不良後果的生活習慣也是不容忽視的作用因素。例如：很多老年人喜歡早起鍛鍊，在晨練後再回家補上一個回籠覺。這看似沒有什麼問題，但實際上，晨練後睡回籠覺對老年人身體健康和睡眠都是極為不利的。如果是因為神經衰弱、骨痛、心肺功能不正常、前列腺疾病等問題引起的失眠，就要接受專業醫生的診斷了。

絕大多數老年人的睡眠障礙無須藥物治療，可以透過改善睡眠習慣和進行心理調適來達到目的。因此，我建議老年朋友採取下列方法改善睡眠：

▲每天有固定的時間做運動，睡前做二～四小時的輕微體力勞動，對睡眠有利。

▲調節好自己的生理時鐘，按時起床。

▲每天下午暴露在自然光線中一段時間，欣賞一下大自然的景色。

▲戒菸，尤其不要睡前或失眠時吸菸，尼古丁是刺激物，會擾亂正常的睡眠。

▲睡前喝杯熱牛奶有助睡眠。

▲最好每晚睡前做同樣的事情，如看電視後寫書法，或畫畫，或看書，洗澡或洗腳，然後上床。或在看電視後到戶外漫步，再看書、盥洗、上床。

▲睡前回憶愉快的往事或編撰一個結局圓滿的故事，在愉悅的心情中入睡。

此外，老年人還應在起臥過程中注意飲水的問題，睡覺前不要喝太多的水，以免起夜次數太多。

最後，我套用一句在一本書上看到的一句調侃的話作為結語：人，總有一天會長眠於地下，所以，覺無須多睡。多做一些對自己、對大家有意義的事，會讓你覺得更充實、更快樂。

官網

國家圖書館出版品預行編目資料

失眠的年代：即刻救援你的睡眠，不睡這個殺手就在你身邊 / 許承翰, 高紅敏著 . -- 第一版 . -- 臺北市 : 清文華泉事業有限公司 , 2021.01
面； 公分
ISBN 978-986-5552-56-5(平裝)
1. 睡眠 2. 健康法
411.77　　109019946

失眠的年代
即刻救援你的睡眠，不睡這個殺手就在你身邊

作　　者：許承翰，高紅敏　著
發 行 人：黃振庭
出 版 者：清文華泉事業有限公司
發 行 者：清文華泉事業有限公司
E-mail：sonbookservice@gmail.com
粉 絲 頁：https://www.facebook.com/sonbookss/
網　　址：https://sonbook.net/
地　　址：台北市中正區重慶南路一段六十一號八樓 815 室
Rm. 815, 8F., No.61, Sec. 1, Chongqing S. Rd., Zhongzheng Dist., Taipei City 100, Taiwan (R.O.C)
電　　話：(02)2370-3310　　　傳　　真：(02) 2388-1990
印　　刷：京峯彩色印刷有限公司（京峰數位）

定　　價：350 元
發行日期：2021 年 01 月第一版

臉書　　蝦皮賣場